続 ハラゴンの診療日記

診察室の中と外で「いのち」について考える

原 和人

いかだ社

続　ハラゴンの診療日記

はじめに

二〇一六年八月、いかだ社の新沼光太郎氏のお骨折りで、拙著『ハラゴンの診療日記』が誕生した。日々診療する中で感じたいろんなことをまとめた内容で、同僚や知り合いなど近しい人々が読んでくれた。また、病院の売店が本を置いてくれて患者さんにも読んでいただいた。「先生の外来は一人六分だそうだから、もうそろそろ終わらなきゃね」なんて、患者さんから言われることもある。

僕はほぼ毎日ブログに記事を書いている。今まではヤフーのブログに「原家の館」というブログを開設していたが、ヤフーがサービスを中止することになり、二〇一九年五月からFC2に「ハラゴンの日々是好日」というブログを開設して引っ越した。

僕のブログは日々の記録が中心で、我が家のこと、住んでいる金沢のこと、出張先のこと、休暇のこと、そして社会的なことなどがテーマとなる。

二〇一七年の『石川県保険医新聞』に「ハラゴンの診療日記その後」が八回にわたり掲載された。このたび「診察室」として、この八話を含めて一五話を収めた。外来で診察していると、どうしようもない怒りの感情に襲われることがある。そんな時、パソコンに向かってその怒りの丈をぶつけると、少しは気持ちが落ち着いてくる。格差社会が進行する中で、僕の怒りの回数は増えることはあっても減ることはないだろう。

本書では僕自身の健康についても少し書いてみた。前著にも少し書いたので「先生、一日一食なんですか」と聞かれることがある。僕の健康法については「医者が言うのだから」とすべて真に受けることなく、自分の健康法についてそれぞれ考えて欲しい。

今回のもう一つのテーマは「海外」である。僕は全日本民医連の役員をしていた頃に国際部に所属していて、何度か海外出張があった。それと、現在反核医師の会の共同代表をしているので、核戦争防止国際医師会議（ＩＰＰＮＷ）の関係で、海外に行くこともある。加えて個人的な海外旅行の際に見聞きしたものを石川県保険医新聞に載せてもらったり、ブログにアップしたりしてきた。その中から、韓国を中心とした記事「近くて遠い国」六話、「世界の各地を」一五話を収録した。

『ハラゴンの診療日記』を出版してから三年がたった。つたない文章であるが、お読みいただけると幸いである。本書刊行にあたり序文をお寄せいただいた恩師・莇《あずみ》昭三先生に心より御礼申し上げる。また、今回もお世話になったいかだ社のスタッフの皆さんに感謝したい。

本書に寄せて

全日本民医連名誉会長・城北病院名誉院長　莇《あずみ》　昭三

著者は、私が城北病院の院長を務めていた頃に金沢大学医学部に入学してきた。その頃、民医連運動の後継者の育成が最大の課題であり、患者の立場に立った地域医療を担う若手医師の参加を期待して、私は医学生と接触するために足繁く医学部に通っていた。そんなある日、声が大きく元気な彼に出会った。彼は、卒業後の一九七四年に城北病院で研修を開始し、当時の仲間と共に石川の民医連運動に携わり、城北病院の外科医療を発展させてくれた。

この本は、一人の医師が、その時々に【見たまま】【聞いたまま】そして【思ったまま】を綴ったエッセイである。少し「独断」のところもあるが、エッセイとは「そこが売り」なのである。読み終わると、自分も「そこへ旅行してきた」

「会議に参加していた」ような気分となり、何となく満たされたように感ずる。この本を読んで「そんなにあちこちを歩き廻って、彼はまじめに診療しているのか」と思う読者がおられるかもしれないが、かつては外科診療の中心を担い、現在でも総合診療医として城北病院の外来を担当し、外来担当医師の中でも外来患者数が多い一人である。つまり、入院診療を中心に担っている若手の医師たちを、病院の外来診療を引き受けて支えている。

内科医として身を立ててきた私は、受け持った患者さんが亡くなられた後、依頼した「病理解剖」の結果を見て、自分の診断能力の足りなさを何度も思い知らされた。「診断は難しい！」「医者をやめようか！」といつも反省してきた。内科医の「診断は多分こうだろう」という思いは、何度も裏切られるのである。しかし、著者は外科医で、自分が診断し、手術が必要と判断すれば自らの手で手術して、自分の診断を自ら確かめて次に進む。内科と外科の病気に対するアプローチの仕方には微妙な違いがあると思うが、外科医の場合は、私のような内科医よりも診断に逡巡しないのであろう。この本からも外科医ならではの思い切りのよさが伝わってくるが、そんなスタイルが彼の外来診療にも顕れ、患者の信頼に繋がっているのだと思う。

彼のことで皆さんにぜひ伝えておきたいことがある。時々、医局に持ってきてくれる新鮮な野菜のことではない。

一つは、韓国の「人道主義実践医師協議会」と東日本大震災の後に結成された「韓国反核医師会」との交流のことである。韓国の民主的医療人の組織である人道主義実践医師協議会とそこで働く医師と最も頻繁に交流し、韓国での民主的医療運動と日本の民医連運動の交流を促進する役割を切り拓き、それを促進してきたのが彼である。

二つ目は、私が民医連の会長をしていた頃に発足させた日本の「反核医師の会」の運動。現在、彼は会の中心になって世界の医師の反核運動と交流し、その発展に貢献している。

太平洋戦争が終わってアメリカ占領軍の言うままに「対米従属」をした吉田

茂も許せないが、トランプに「手すり足すり」して「媚びを売り」「追従する」今の安倍首相はまったく許せない。早く退陣させねばならない。

それはそれとして、気がかりなのは最近の日本と韓国との関係だ。歴史を紐解くまでもなく、日本は日清戦争以来朝鮮半島を植民地にし、韓国人を「劣等視」してきた。それが敗戦以降、日本の侵略戦争への反省という認識の上に立って、日本と韓国は対等の友好関係を持ち始めたのに、今、いくつかの問題でギクシャクし始めている。その主な原因は、アジアに覇権を及ぼそうとするトランプの目論見であり、トランプに追従し、加害の責任をあいまいにする安倍首相にある。

隣人に敬意を表せない人間は、やがて孤立し、惨めな思いでしか生きられない。「Ⅱ近くて遠い国」の中で、彼は日本と韓国の歴史認識の共有の必要性を書いている。日本が朝鮮半島を侵略していた時代を知らない若い世代には、彼の日本と韓国の友好を願う気持ちもくみ取って欲しいと思う。

（二〇一九年一〇月）

続ハラゴンの診療日記　目次

Ⅱ　近くて遠い国

Ⅲ　世界の各地を

I　診察室

ダイエット

職場の健康診断の結果が返ってきた。糖尿病の値を示すヘモグロビンA１c（HbA1c）が七・四パーセントと前回の六・七パーセントを上回り、初めて七パーセント台を記録した。これは、過去二ヶ月ほどの血糖のコントロールを示す検査で、六・二パーセント以上が異常値となる。実は、この値が徐々に上昇していた。そして、健診の時期が悪かった。正月明けの一月四日、まさに正月太りの最悪の日だった。

僕のＤＮＡには糖尿病の遺伝子が受け継がれている。父親も叔父も糖尿病のためにインスリン治療をしていた。僕は大食漢で、加えて肥満体質のため糖尿病の発症が予想されたので、今までさまざまな抵抗をしてきた。

僕は、満腹という満足感をより求めるために「腹八分目」というコントロールがなかなかできない。従って、食事の回数を減らして一回の食事量に満足するようにしてきた。最近の食事は夕食のみの原則一回だ。もちろん通常の場合の話で、旅行や出張での宿泊の際に食事が含まれている場合には必ずいただくし、バイキング形式の時はすべての料理を味見してみないと気がすまない。そして基本和食であるが、御飯を食べた後、コーヒーを飲むと美味しそうなパンに目が行ってしまう。お昼も食べないけど、お弁当が用意されると、僕の辞書には「残す」という言葉はないので、美味しく全部いただいてしまう。要するに、自らは求めないが、食事を供されると「残すことは罪悪」という理性が働く。

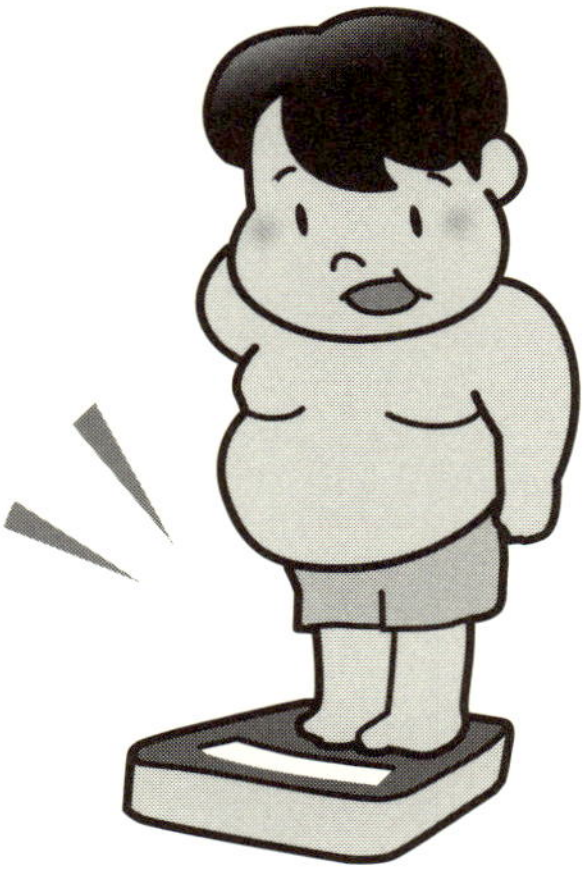

いつの頃からか忘れてしまったが、糖質制限を始めた。我が家の食卓には基本、主食がでない。最近一年間の我が家の米の消費量は年間二〇キロほどである。糖質制限というのは贅沢な食生活だ。肉類でエネルギーをとろうとするとコストが一〇倍ほど跳ね上がる。牛や豚に穀物を与えて肉にするわけだから、人間がその穀物を食べれば、人類の食糧問題はすぐに解決すると言われている。僕が肉を食べること

は、地球上の食糧事情を厳しくしていると自覚はしているが糖質制限を守っている。

糖質制限以外にも、涙ぐましいダイエットに挑戦した。食事前にキャベツを食べると良いと聞くと、キャベツダイエットに挑戦した。ベトナムで美味しいものをいっぱい食べて体重が未知の領域に入ると、生春巻きダイエットを行った。そして、夏に畑のキュウリがいっぱい採れると、キュウリダイエットも試みた。その時はそれなりに効果があるのだが、キリギリスではないので、毎日毎日キャベツやキュウリを刻んだものをそんなに食べ続けることができない。いつの間にかダイエットがとん挫して反省を繰り返す。

僕は、どんなに寒い朝でも、起きるとすぐに真っ裸になって体重をチェックする。真っ裸になるのは、少しでも体重を減らしたいという願望からだ。そして体重が増えると、体重計の表示が少しでも低く出るまで何度も何度も測ってしまう。デジタル体重計は、足を乗せる位置や体重のかけ方によって若干の変動がある。

若い頃は食事をちょっと抜くだけで体重のコントロールができたのに、五〇歳あたりを境にして、少しくらいの努力では体重がうんともすんとも言わなくなってきた。

体重は、摂取量と消費量の差だということは分かっている。摂取量を減らしても体重が変化しないのは消費量が少ないからだ。年齢を重ねるごとに人間が生きていく上での最低限の必要エネルギーが少なくなる。これを基礎代謝というが、この減少が「水を飲んでも体重が増える」原因となっている。基礎代謝を上げるために、僕も一五年ほど前からジムに通っている。

しかしこの運動というのがとっても難しい。僕も患者に「運動していますか？」ってよく聞く。「はい、はい。もう朝から動きっぱなしです」と答える。「買い物は歩いて行くようにしていますよ」「通勤は歩いて」「犬の散歩もしているし」。「それはいいですね。犬はどういう犬ですか？」と僕。「はい、チワワです」。うーん、歩かないよりは良いけど、この程度の運動では「消費」にふさわしい運動にはなりそうにもない。やはり「運動」することを目的にして汗をかくような運動が必要だ。

（二〇一七年四月）

韓医師

僕は、いろんなダイエットに挑戦したけどいつの間にか元の体重に戻り、反省して新たなダイエットに挑戦するという繰り返しをしている。

先日、所用があって韓国のソウルに行った時、少し時間があったので韓国の友人が京東市場《キョンドンシジャン》という韓国一の薬草市場を案内してくれた。韓国には中国から伝来した伝統医学を独自に発展させた韓医学という医学があり、韓医学を施す医院を韓医院、その医師のことを韓医師という。京東市場には漢方薬だけではなく韓医院も集まっている。

友人は僕に韓医師の診察を受けさせたかったようだ。韓国では韓医師はとっても人気があり、急性期の治療は西洋医学にお世話になるが、慢性になると韓医師に相談することが多いという。簡単な問診票を記入して診察を受ける。彼は大学でも教鞭をとっている有名な韓医師だそうだ。

診察の前に、いくつかの質問を受ける。トイレの回数は、排便はスムーズに出るかどうか、水を飲むときには一気に飲むかどうか、夜はすぐに眠れるかどうか、夜は何回起きるか、などなど。もちろん、身長、体重も聞かれる。

診察は、まず立って背中を見せてくださいと言われる。そして脈をみる。何度か軽く押さえることを繰り返し、しばらく脈を押さえる。最後に舌を見せてくださいと言われて舌の診察だ。脈が遅いですねと言われる。これは、常用している薬のせいだ。韓医師は、脊椎と胃腸が弱っており、舌の真ん中に深い溝があり、この溝が胃腸の良くない証だと説明する。原因は肥満で、まず体重を減らしなさい。そのためには、タンパク質を摂ること。動物性や植物性のタンパク質、特に、日本には納豆があるので、納豆をしっかり食べてくださいというアドバイスをくれた。

確かに、僕には脊椎管狭窄症《せきついかんきょうさくしょう》があり腰痛に悩まされている。胃腸が特に悪いと感じたことはないが、以前に胃潰瘍の既往があり潰瘍治療薬を服用している。さらにピロリ菌が陽性で除菌治療をしたことがある。そして肥満だ。患者にはいつも運動と食事の注意をしているが、やはり患者になって医師から指導されないとなかなか本気になれない。それにしても、血液検査も画像診断も行わず、話を聞き診察だけで診断し必要な漢方の処方をするという診察は、日頃コンピューターの画面を見ながらデータだけで診察する傾向がある日本の診察室の様子と対比させられて、診察の基本というものを勉強させてもらったような気がした。

僕は日本に帰ってから、その韓医師の指導に従って、糖質は極力摂らないようにしてタンパク質中心の食事にしてみた。韓医師に指摘されるまで豆類がタンパク質であることを忘れていた。野菜はもちろん積極的に摂取するが、肉や魚は今まで通りとして豆類を増やすようにした。スーパーで納豆と豆腐、マメのサラダを大量買いして、三パック単位の納豆を毎日いただく。妻からは大量買いはみっともないからやめるように言われたが一ヶ月続けた。

糖質制限を始めてから体重が減り始めて、三ヶ月経過した頃には韓国から帰った時よりも体重が八キロ減少した。夏野菜が豊作で、野菜中心の食事になっていることも影響しているが、それでも昨年のこの頃より四キロの体重減だ。体重が減るといろいろいい状態になってくる。今まで、腰痛、アキレス腱付着部炎などの痛みで悩まされていたのが、その頻度が少なくなってきた。僕は飛行機に乗ると靴を脱いでしまう癖があり、着陸の前に、あの狭い空間で靴を履くのが至難の業だった。それが座ったまま屈んで容易に靴が履けるようになった。着替えの時に片足になるとふらつくのも少し良くなった。そして、両足にある静脈瘤がいつも浮腫《むく》んでいたのが良くなった。

時々、美味しいラーメンが食べたくなる。しかし、今まで美味しいラーメンをいっぱい食べてきたではないか、一番美味しかったラーメンをもう一度食べるまでは頑張ろうと言い聞かせる。最高に美味しいものは、ちょっとだけいただくことにしようと思う。

（二〇一八年六月）

早食い

先日、僕が参加している雑誌の編集委員会の際に、子どもの貧困の話が話題になった。厚生労働省が二〇一四年にまとめた報告書によると日本の子どもの相対的貧困率は一六・三パーセントで、日本の子どもの六人に一人が貧困状態にあるという。話題は記事にあった「こども食堂」についてだった。「こども食堂」とは、経済的な理由から家で満足な食事を摂れない子どもに温かい食事を提供する取り組みのことだ。その記事を書いた記者は「あのね。実際は記事にならなかったのだけど、カレーライスを五杯食べた男の子がいてね。ああ、美味しかった。満腹だといって大きなお腹を見せてくれたの」と話してくれた。「それを記事にしようと思ったら、まるでその子が何にも食べさせてもらっていないみたいで、ちょっと可哀想なんじゃない」って言われてボツになったそうだ。僕の田舎の家には、僕がカレーライスを五杯食べた記念のお皿がまだ残っている。僕たちの子どもの頃はみんなが貧しかったので今とは比べようもないが、当時の九〇パーセント以上が今の基準の貧困状態に当てはまるのではないかと思う。ただ、カレーライスの五杯は貧困とは関係ないような気がするが。

僕は小さい頃から大食いだったが、早食いだったかどうかはあまり記憶にない。しかし、自分の子どもたちには早食いを強いたような気がする。いつだったか、子どもたちが集まった時にお寿司を出前してもらったことがある。それなりに十分な量を用

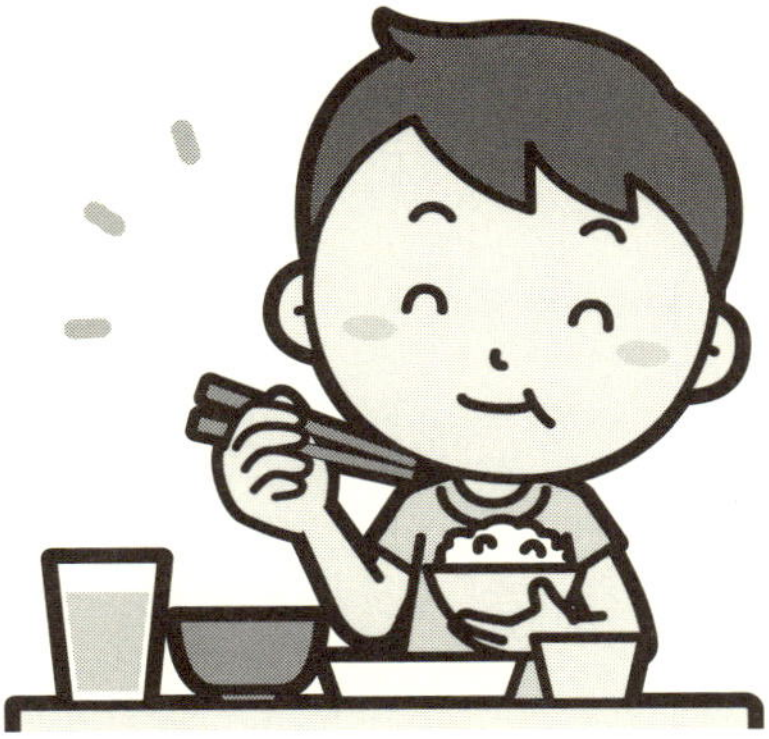

意したように思うが、あっという間になくなってしまった。僕が「もう少しゆっくり食べなきゃ」って言うと、「だって、お父さんは昔から、早飯、早風呂、早グソって言っていたじゃない」と言い返された。

我が家は男四人兄弟だ。食事にしても、お風呂にしても、トイレにしても、順序よくしないと後始末の時間が遅くなってしまう。特にお風呂は大変だ。子どもたちにとっては、お風呂場がカラオケボックスとなり、いつまでたっても上がってこない。そこ

で、「お前たちな、食事とお風呂とトイレで、一日三〇分時間を節約してごらん。一ヶ月一五時間、一年で一八〇時間になるぞ。その浮いた時間を勉強時間にあてたらどうだ」と、いつも話していた。まあ、「勉強時間」にはならなかったけど。

僕も、いつの間にか早食いになってしまった。これは多分に、医師としての仕事の影響ではないかと考えている。いつも患者の対応に追いまくられていた。僕が二つの病院をかけもっていた時の話だ。僕は、一つの病院の外来を済ませて、三〇分ほどで移動してもう一つの病院で仕事する。車の移動時間が食事時間だった。その頃は弁当だったので、信号で止まると御飯を数口食べる。まだ青に変わらなければもう一口放り込む。こんな食生活で、早食いにならないわけはない。

今年の正月明けの健診で、正真正銘の糖尿病と診断されたのをきっかけにして、食生活の改善に取り組んだ。食事を三〇回噛んでゆっくり食べることにした。ゆっくり食べることによって、妻との食事が楽しくなってきた。今までは、一緒に食事をすると妻が半分ほどしか食べないうちに僕の食事が終わってしまっていた。外食の時など妻が食べ終わるのを待っていると、妻は「急かされている」ようで食事をした気がしなかったらしい。

三〇回噛んで食べるようになって、食欲中枢が適度に機能してきたように感じる。先日、お昼の御弁当をいただいた時、ちょっと量が多く、残してしまった。今までだったら「残すことは罪悪である」という僕の「道徳」によって全部平らげていたのに。さらに驚いたのは、噛めば噛むほど美味しく感じられたことだ。今までいっぱい美味しいものを食べてきたけど、その美味しさを十分楽しめなかったのではと思えてきた。もしそうだとしたら、なんと無駄な食生活をしてきたことだろう。今からでも遅くない。美味しいものは一〇〇パーセント美味しさを味わおう。

よく噛んで食べるということは、より美味しくいただくことができ、家族と楽しく食事ができ、そして、摂取カロリーもコントロールできるという一石三鳥のいいことがある。


（二〇一七年五月）

カレーライス

先日、同人会の新聞を発行している友人から、「忘れられないあの味」という特集を組むのでぜひ記事を書いて欲しいと頼まれた。僕には「食べ物」のいろんな思い出がある。

大学に入学してセツルメントというサークルに入ったが、名古屋で開催された全国大会の際に食べた一膳めし屋のニシンの塩焼きは、今まで食べた魚の中で一番美味しかったし、そのサークルの合宿が東京の大学の寮であり、そこで食べたキャベツ料理の味が忘れられない。キャベツ料理といっても、丸ごとのキャベツの葉っぱをむしり取ってマヨネーズをつけて食べるだけなのだが。

美味しさとはどういうことか。名古屋に研修に行っていた頃、フグ料理を食べたことがある。フグ料理の美味しさに感動したけど、その美味しさが絶対的なものか、あるいは相対的なものなのかを試してみたくて、もう一度フグを注文した。でも最初ほどの感動はなく、「空腹に勝るものはなし」という言い伝えの正しさを実感した。

僕の母親は教師で、僕が通う小学校に勤めていた。当時の小学校の先生はいろんな役割があったようで給食の担当もしていた。給食担当のもとにはさまざまな業者が食品サンプルをもってきて置いていったようだ。当時は昭和三〇年代の始めで戦後の復興が終わり、子どもたちが好む料理はきっと全国に広がるだろうと、食品業者が給食に目をつけたのかもしれない。そういうこともあり、我が家は田舎ではあったけど「ハイカラ」な料理が食卓に並ぶことがあった。食べ物の思い出は多いが、やはりカレーライスの思い出が一番だ。子どもの頃の最高のごちそうは母親の作るカレーライスだった。

六歳離れている姉が東京の大学に行ったのは僕が中学に入った時で、その頃、姉のいる東京に行ったことがある。姉は僕がカレーを大好きなことを知っていて、新橋駅近くのカレー屋に連れていってくれた。なんとカレーはカレー皿に入れられ、ライスは別のお皿に乗せられてやってきた。そして肉は我が家で食べる小間切れ肉ではなく、柔らかく煮込まれた大ぶりの牛肉で、まさにカリーの味だった。キング・オブ・カリー。

日常食べているカレーとは一味も二味も違うカリーだった。その時の感動を今でも記憶している。

　僕のカレー作りの歴史は長い。子どもの頃は母親がカレーを作ってくれたし、大学時代にアパートで独り暮らしをするようになってからは、石油ストーブの上にカレー鍋をおいてコトコトと煮込んだ。僕の子どもたちもカレー好きだ。我が家は四人の男兄弟で、食べ盛りの頃はいつもお腹を空かしていて、毎日一升のお米を炊いていた。そういう時にカレーを作っておくと、いつでも好きなだけ食べることができる。

　カレーを作り続けると僕のカレーも進化していくものだ。お肉は、最初は牛や豚の小間切れを使っていたけど、牛筋や牛のブロック、鶏肉、豚バラのブロックを使うようになった。鶏肉は美味しいが味が変化するのが早い。具も玉ねぎ、ジャガイモ、ニンジンなどを入れていたけど、圧力鍋を使うようになってからジャガイモは崩れてしまうので使わなくなった。キノコもカレーには合う。始めはマイタケを入れたが、ちょっと味が弱いので今ではシメジを使っている。

　このカレーをいろんな所に提供したので、勝手に「レジェンド（伝説）カレー」と名付けている。でも、最近このレジェンドカレーが作れなくなった。二年前に引っ越した時に、我が家のキッチンはＩＨになってしまい、中華鍋を使うことができない（僕のカレー作りには中華鍋も使う）。ＩＨ用の圧力鍋は手に入れたのだけど、まだ使っていない。今度ガスコンロを外に設置して、思いっきり中華鍋で料理することを企てている。

先日、長男が娘と一緒にカレーを作っている様子がラインで送られてきた。我が家は、カレーを作ると一回目はみんなで食べるが、そのうち飽きてしまう。しかし、長男だけは一週間カレーを食べ続けたほどカレー好きだ。僕のレジェンドカレーが息子に受け継がれ、それを孫が受け継ごうとしている。

（二〇一八年五月）

外科医、魚をさばく

以前、患者さんからいただく「賄賂」の話を書いたことがある。その患者さんは、診察の時に自宅で採れたキュウリやサヤエンドウを持ってきて、看護師に「ちょっと用事があるので、早めに診察をお願いできないかな」と言う。自宅で認知症の奥さんを介護しているためあまり家を空けられないのだ。彼は糖尿病が持病で、冬の間は糖尿病が悪化し、春先から畑仕事が始まると糖尿病がぐぅーんと良くなる。糖尿病の治療のために、僕は賄賂を受け取り、他の患者さんから苦情が出ない程度にちょっとだけ早めに診察をする。先日も二ヶ月後の予約をし、今度はサヤエンドウができているかもと言って帰っていった。

もうずいぶん前のことだが、田舎から魚が送られてきたことが何度かあった。僕の田舎は福井県の若狭湾の真ん中の若狭町で、僕を頼ってある女性が受診にやってきた。その家は民宿を経営しており、ご主人は漁師だった。彼女は何度か僕の病院に入院したことがあり、外来は三時間かけて通院していた。ある日、大きなトロ箱が送られてきて一メートル近いブリが二尾入っていた。その頃、僕は現役の外科医だったので、人間の身体の手術ができるのだから魚くらいはさばけるだろうと勘違いをされたようだ。これは大きな誤解だ。

外科医の前身は床屋だと聞いたことがある。床屋の象徴である赤と白と青のサインポールは、赤は動脈で青は静脈、そして白は包帯だそうだ。なるほどと思ったけど、血管に動脈と静脈の二通りがあると発見されたのは、サインポールが使われ始めた一二世紀からかなり後の一七世紀だというから、その説は怪しい。しかし床屋が外科医の祖先だというのは間違いないらしい。ひょっとしたら料理人や漁師などで包丁さばきが上手な人が外科医の祖先であっても不思議ではないかもしれない。

僕は子どもの頃、魚のさばき方を父親から教わった。といってもいい加減なもので、骨を支えて包丁を当てていけばよい程度の話である。最近は、ネットで検索すると大きな魚のさばき方がアップされている。僕はいただいたブリを病院の厨房でさばいたのだが、骨にはいっぱい身が残っているし、アラとして出したものにも身がいっぱいだった。ずいぶんもったいないさばき方をしたものだが、新鮮な魚は料理の腕を超越してとっても美味しかった。

最近、別の患者さんから時々魚が届く。先日も医局事務から「先生に荷物が届いていますが」と連絡があった。行ってみると発泡スチロールの箱にスズキが二尾入っていた。石川県の河口では大きなスズキが釣れるそうだ。以前は医局には家庭用の包丁しかなく、切れない包丁で四苦八苦してさばいた。そういうことがあったので、医局事務がギフト券で出刃包丁を買ってくれていた。

さっそく汚れてもよい白衣の上に感染防御用のビニールのエプロンをつけ、手術用手袋の上に軍手をはめて料理し始めた。スズキという魚は骨が硬くなかなか難しい。半分は刺身に、残りの半分はプレートで焼き魚にして、医局のお昼の食事にみんなと一緒にいただいた。出刃包丁を使っても、アラにはずいぶん身が残ってしまったので、事務職員にネギを買いに行ってもらってアラ汁も作った。

さて、このスズキを持ってきてくれた患者さんだが、その後の受診の際に糖尿病の検査をしてみると、前回よりも悪化している。どうしたのかと聞くと、スズキは徹夜して釣るのだという。夜釣りの間はお腹が空くので、出かける時に大きなおにぎりを五個作って持っていくそうだ。夜釣りの度に大きなおにぎりを食べれば糖尿病が悪化するのは当たり前だ。彼は、僕に美味しい魚を食べさせようとして糖尿病を悪化させている。僕は夜釣りを禁止するのではなく、すぐに栄養士に夜釣り用の食事のメニューを指導してもらった。先日も僕の外来を受診して「先生、また釣れたら持ってくるよ」という言葉を残して帰っていった。

（二〇一七年六月）

先生、どうしてなんでしょう

一ヶ月に一回、きちんと通院している八〇歳近い高齢の女性がいる。僕の外来は予約でほとんどいっぱいなので、彼女が予約リストに入っていると朝から少し緊張する。その日も平均診察時間の三倍ほどかかって（三倍といっても一人六分だから計一八分くらいだ）、ようやく診察が終わり荷物を持って診察室を出ようとしたその時である。「先生、最近身体がふらつくのですが、どうしてなんでしょう」って僕の方を振り向く。僕はすぐに感情が顔に出てしまう性格なので、少し「怖い顔」をしながら、「あまり歩かないからではないですか。できるだけ運動するようにしましょうね」と言うと、「私、一生懸命運動しているのですよ。毎朝、起きると体操をしているし、家のことはできることは全部自分でしているし」との返事。そして、「ああ、忘れるところだった。先生、おしっこの回数が多いのはどうしてなんでしょう」。僕はまた診察を継続するはめになる。

彼女は一年ほど前に近くの病院から紹介されて来た。高血圧や腰部《ようぶ》脊椎管《せきついかん》狭窄症《きょうさくしょう》など、一〇以上の病名がつけられ九種類の内服薬が処方されていた。僕の外来に来る前に、僕の病院の整形外科、精神科にも紹介されている。確かに患者さんの訴えを聞くといろんな症状があり、一つの診療科では無理かなとも思う。実際、前医の紹介状には、消化器内科、呼吸器内科、循環器内科などの専門外来を受診した記録があり、いずれも特に異常がなく不定愁訴だという。これらの診療科を転々とすると、彼女の毎日は病院通いで終わってしまい、食事ほどの薬を飲むことになる。こんな患者には僕のような「なんでも科」の医者の方が良い。今は僕の外来以外に、近くの整形外科の開業医の所に毎日物理療法に通っているだけである。でも「先生、どうして背中が痛いのでしょう」と聞かれると、「内臓の方は大丈夫なので、整形外科の先生に相談してね」と答える。彼女は整形外科に行き、また「どうして背中が痛いんでしょう」と訴える。すると整形外科医に「内科の先生にしっかり診てもらいなさいね」と言われるそうだ。

彼女は毎日、必要な時には一日何度でも血圧を測って、その記録を僕に見せる。僕が「いいね」と言うと、「でも先生、二日前の夕方、血圧が一四〇もあったのですよ」

と、とっても悲しい顔をして僕に訴える。「人間は機械じゃないんだから、血圧はいつも違うものですよ。それが人間というものです」なんて説明しても、とても納得されない。その日、彼女の訴えを記録してみた。「身体がだるいんです」「頭と背中がいつも痛い。そうだ、足も痛いんです」「胸がつらい、どうしてでしょう」などなど。それが終わった後に、冒頭の訴えが追加になる。

彼女は独り暮らしだ。八〇歳近いにもかかわらず、自宅から僕の病院まで一〇分ほどかけて歩いて通院できる。食事の支度も自分でするし、一人で買い物もする。介護保険の認定も受けていないし、サービスも受けていない。でも彼女は心配だ。独り暮らしで年金は月一〇万円ほどで経済的にも余裕がない。もし歩けなくなったら、もし入院することになったら、もし介護施設に入らなければならなくなったらと心配する。それならば、いろんな病気を早く見つけて、そんな状態にならないようにしなければと思っている。

先日、「高齢期のお金の話」という記事を読んだ。「老後の生活は経済的な見通しが立つことで不安が解消され、生きる意欲も湧いてくる」「高齢者夫婦無職世帯の平均収入は一カ月二二万円で、実際の生活費は二七万円かかり、毎月平均六万円の貯金を切り崩していて、老後の期間が二〇年として一五〇〇万円ほどが必要」だそうだ。

彼女の「不定愁訴」も、年齢に伴う身体の不調が、将来の経済的な不安によって増強されている。不安が強くなるとさまざまな症状を訴える。格差社会が進行すると、彼女のような症状の患者が増えてくる。僕のようななんでも科の外来に、少しでも安心して通院してくれれば良いと思っているが、僕も「どうしてなんでしょう」って言いたくなることがある。

（二〇一七年七月）

コミュニケーション

最近は医療の現場も変わりつつある。以前に僕の病院の職員の応接応対が問題になり、専門家に教育に入ってもらった。その専門家は、病院もサービス業なので患者に対しては「患者さま」と呼ぶようにと提案した。「〇〇さま」と呼ぶと、その後に続く言葉は丁寧語になるのだという。もう一〇年近くになるが、どうもこの「患者さま」という呼び方が未だに落ち着かない。

医師が患者に接する場合のコミュニケーション教育も進んできている。医学部を卒業すると医師は病院で研修を受けるが、患者を診察する時に、「内科の研修医のAです。あなたの診察を担当させていただきます」と自己紹介するように指導されるようだ。実際、当院の若手の医師にどうしているのか聞いてみたが、初めての患者には自分のネームカードを示して「〇〇です。よろしくお願いします」と挨拶するという。僕の場合はそんなに丁寧ではない。僕は患者の待ち受け画面を見て、診察室のドアを開けて患者を呼び入れる。もちろん「○○さん」だ。患者が入ると、「おはようございます」とか「こんにちは」という挨拶をして、お待たせすることが多いので「お待たせしてすみません」とお詫びをするようにしている。そして「今日はどうしました?」と診察を始める。

患者との信頼関係が診察をする上で重要なことは言うまでもないが、僕の平均六分という診察時間で患者に満足して帰っていただくなんて至難の業だ。大事なことは患者が何を求めて外来を受診されているのかを直感的に知ることだ。風邪症状で、薬だけ希望して受診しているのか、あるいは他の医者にかかっていて二週間も症状がすっきりしないので、十分な検査を希望して受診されているのか。前者の患者に山ほどの検査を出したり、後者の患者に風邪薬だけ処方して帰っていただくと、もう二度と受診されなくなるだろう。

僕には患者の出身地を見抜く能力がある。僕は以前、全国の病院が加盟する医療関係の全国組織の役員をしていたことがあり、会議があるたびに全国から集まってきた人たちと話をした。僕が全国各地を飛び回ったこともある。患者の言葉が、以前出会ったことのある誰かのしゃべり方と重なってくる。「お生まれはどこですか?」「はい青森の弘前です」「そうかなと思いました。どうも東北の生まれではないかと。弘前はいい所ですね。特に、弘前城の桜が見事だ」というように、患者との共有も信頼関係を築く上で大切だ。

福井県は、江戸時代には越前藩と小浜藩に分かれていた。僕のふるさとの若狭は小浜藩で京都の影響が強い。一方、越前藩の福井弁には独特のイントネーションがある。僕の母親は福井生まれで若狭に嫁に来たが、ずーっと福井のイントネーションだった。僕は福井弁を話すことができないけど、福井弁を見抜くことは得意だ。「ああ、出身は福井ですね」「どうしてわかるんですか。もう金沢にきて六〇年もたつのに」って。僕も福井出身だと話すと、同郷のよしみでより親しくなる。

八〇歳後半の女性患者がいる。月に一回は僕の外来に通ってくる。しゃべり方に九州なまりがあるので、出身を聞いてみると大分だという。大分に僕の三男が住んでいることを話したので、外来ではいつも大分の話題が出る。「大分にもう一度帰りたいでしょう」って聞くと、「うん。帰りたい」と言う。でも「もう行けん」と。「息子さん、てお嫁さんもらったかい」「そりゃよかった。赤ちゃんできたかい」。僕が大分に行ってくると、大分の様子を聞かせることにする。「大分の駅、新しく建て替えられて立派になっていたよ」「由布岳の上の方だけ真っ白な雪がかぶさって、きれいだった」などど。彼女はうれしそうに「そうかい、そうかい」と懐かしそうに返事する。彼女は僕の外来で、いっとき大分の生まれ育った故郷に帰ることができる。

（二〇一七年八月）

ぴんころ

金沢の自治体健診は「すこやか健診」と呼ばれている。時々「さわやか健診」と勘違いする人もいるが、今回はその話ではない。その「すこやか健診」に七〇過ぎの男性がやってきた。診察しても特に異常はない。「特に問題はなさそうですね。健診の結果がきて、何か異常があったらまた相談しましょう」とお話しした。

彼はちょっと躊躇して、「あの、ちょっとお聞きしてもいいですか?」と断って「『ぴんころ』で死ぬにはどうしたらいいんでしょう?」って聞いてきた。「ぴんころ」とは「元気に長生きして(ぴんぴん)、寝込まず楽に大往生(ころり)」することだ。長野県の佐久には、この願いを叶えてくれる「ぴんころ地蔵」という地蔵さまもおられると聞いたことがある。彼は三年ほど前から奥さんの指示で、「細胞が若返る」「認知症予防」「青汁」「グルコサミン」などのいろんなサプリメントを飲んでいて、月一〇万円ほどになるという。奥さんは、寝たきりになったり病気で苦しんで死ぬより、いつまでも元気でいて、そして最後にぽっくり逝って欲しいという「夫想い」から飲むように言うのだそうだ。でも、彼はちょっと「まゆつば物」かもしれないという疑いをもっている。

僕は、「うーん、『ぴんころ』で逝くって難しいね。脳出血のように脳の血管が破れた場合は一〇パーセントほどが『ぴんころ』で逝けるけど、半分ほどは麻痺が残って、その内の一定程度はベッド上で一生過ごすことになるかも。心筋梗塞のように心臓の血管が詰まったりすると二〇パーセントほどは『ぴんころ』で逝けるかもしれないけど」と答えた。いずれにしても、確実に「ぴんころ」を保証されているわけではないし、どちらかというと中途半端になるリスクが高いようだ。

佐久に「ぴんころ地蔵」があるように、「ぴんころ」は長野県が有名だ。二〇一〇年とちょっと古いデータだが、長野県は男女とも平均寿命が全国一で、一人あたりの医療費は低い方から一三番目で、七五歳以上の医療費である後期高齢者医療費は低い方から四番目だという。つまり長生きしているけど医療費が低く、小泉元首相に「元気で長生きできる方法は、まず長野県に見習うべきだ」と言わしめたように、厚労省も長野モデルといって全国にその普及をすすめたくらいだ。
長野県民のサプリメントの摂取率が高いかどうかのデータはないが、いくつかのデータがある。一つは高齢者の就業率が全国一位である、野菜の摂取量も全国一位、健康ボランティアによる自主的な健康づくりの取り組みが全国七位、専門職による地域保健医療活動が全国一位。このあたりが、健康長寿の長野県を支えているようだ。長野県の診療所で地域医療を頑張っている色平哲郎医師によれば次のようである。

高度経済成長が始まったころ、長野県の平均寿命は全国でも下位でした。村人たちは現金収入が少なく、病気を恥じてガマンする傾向が強く、病院にきたがりませんでした。そこで医師や看護師が町や村に出かけ、田んぼのあぜ道で血圧を測り、保健講座を開いて啓発活動を展開したのです。そんな実践的な積み重ねが、徐々に長野県民の保健意識の高さに結びついたようです。

（「お人よしの医療従事者と『長野モデル』」）

人間は必ず死を迎えるものであり、そうであれば「ぴんころ」で逝くことはみんなの願いだ。長野モデルによれば、どうも「ぴんころ」は「努力する者だけに与えられる」もののようだ。働くことは、身体を動かすことになるし、一つの目標を持つことにもなる。働くだけではなく、運動することも大事だろう。そして、働くことは社会との結びつきを維持することにもなる。もちろん、ボランティア活動や地域の活動に積極的にかかわることも一つの方法である。さらに、食事。地産地消の美味しい野菜をいっぱい食べる。自分で作った野菜などは最高の「ぴんころ」の栄養素となる。やはり「ぴんころ」は、サプリメントで得られるものではなく、努力して得るもののようだ。

（二〇一七年八月）

身体がだるいのですが

五〇歳を少し過ぎた女性が、「最近疲れやすく身体がだるいのです。更年期障害かと思って婦人科を受診したのですが、それほど問題ないって言われました。どこか内臓の方が悪いのではないかと思って」ということで来院した。

いわゆるアラフィフ世代で、体調が良くないという訴えで受診する女性は多い。五〇歳前後というのは大きな節目のようで、女性にとって一番の原因は更年期障害だ。加齢に伴い卵巣から分泌される女性ホルモンが減少し、これが脳の視床下部の自律神経中枢に影響を及ぼして自立神経失調症を引き起こす。

また、五〇歳前後は、子どものことや夫との関係、親の介護、仕事をしていれば責任を持たされる頃など、さまざまなストレスが重なる。それらを念頭に置きながら、女性の訴えに沿って検査をすすめる。検査の結果は異常なしという場合が多い。

こうして器質的な病気（がんや炎症などによる病気）を除外して、身体を動かすような運動をしているかどうか彼女に聞いてみる。彼女は結婚後、仕事をしながら子どもを育てるのに一生懸命で、自分のことはいつも後回しだったという。そして、結婚当初から体重が一〇キロも増えてしまったと嘆く。

かつては人生五〇年と言われた時期があった。僕は、カミサマはもともと人間の身体の保証期間を五〇年として創ったのではないかと思っている。五〇年という年月は、子どもができ、その子どもが育って結婚して、次の子どもが産まれる頃にあたり、種の保存が可能となる。人間の体力は二〇～三〇歳頃がピークで、四〇歳を過ぎると急激に衰えていく。五〇歳というのは、それまで蓄えてきた体力のストックがなくなる頃のようだ。

僕も五〇歳頃に、沖縄の普天間基地が一望できる嘉数高台《かかずたかだい》公園に行ったことがある。この展望台まで急な階段が一二〇段あるのだが、同行した若い仲間たちが元気に登っていくのに、僕は一気に登ることができなかった。当時、運動らしいものをまったくしておらず、不摂生な生活が続いていた。それから僕も心を入れ替えて、歩き始めた。最初は家の周囲を三〇分ほど歩くだけだったけど、金沢は冬の天候が悪くいつでも歩けるわけではない。健康のために歩いて、雪で滑って骨折なんてなったら笑い話にもならない。というわけで近くのジム通いをすることにした。普天間に行ってから二年後に同じ場所を訪問する機会があった。今度は一度も休まずに一気に展望台まで登ることができた。

カミサマは人間の仕様をおおよそ五〇年というふうに作ったけど、一方で、それ以降は自分の努力によって体力を維持することは可能なようにも作ったようだ。運動することによってメインテナンスをすればよいのである。八〇歳の高齢で三度目のエベレスト登頂に成功した三浦雄一郎氏のように、持って生まれた素質というものがあるかもしれないが、トレーニングによってあれだけの体力をストックできるのである。

毎月一回通院している九〇歳近くの女性がいて、毎日一キロを泳いでいる。彼女は石川県のマスターズの競技会に参加しているが、いつも年齢別のマスターズの新記録を打ち立てているそうだ。まあ九〇歳近くになって一キロを泳ぐ仲間がいないようだけど。僕は、全国に行けば誰かいるんじゃないとそそのかしている。

さて、最初に紹介した女性だが、僕の話を聞いて頑張り始めた。毎日三〇分くらい

「歩くぞというスタイル（これが大事だ）」で、少し早目に歩いている。最初の一ヶ月で体重が二キロ落ちて、身体が軽くなったという。身体のだるさや疲れもずいぶん楽になったそうだ。そして、表情も明るく、若返ってきたような。僕は、一キロ減で一歳若くなるそうだよと、あまり根拠のない話をまじめに話す。彼女は僕の話を信じて五歳くらいは若返りたいと欲張っている。

（二〇一七年九月）

医者が病気になる時

外来診療はスムーズにすすむこともあるし、何かトラブルがあると一人の患者に時間がかかってしまい予約時間が大幅にずれ込むこともある。僕は感情のコントロールが下手で、声が大きくなり早口になるので、患者さんは僕の心理状況を容易に判断できる。そんな時は有難いもので、患者さんは僕の外来の様子を察知して、「特に変わりはないですよ」と言って薬だけを希望して帰っていく。僕が「お待たせしてすみません」とお詫びすると、「先生も大変だね」とか「昼の時間がなくなるけど大丈夫?」など、逆に心配されてしまう。たまに「先生、お昼食べる時間ないよね。はい、差し入れ」って、お寿司やおにぎり、飲み物を持ってきてくれる患者さんもいる。

先日、患者さんから「先生、どうしたんですか?」って聞かれた。左足の踵が痛く、左足を引きずって歩いていたからだ。病気をよく知っているし病気を治す仕事をしているのだから、医者は病気にかからないものだと勘違いしている患者さんは多い。僕は、血圧と胃潰瘍と前立腺肥大と尿酸を下げる薬をあわせて六種類飲んでいる。

医者が病気にかからなければ、医者は病気で死ぬこともなく、医師不足も解消できるはずだ。僕が医者になった四〇年ほど前に、先輩のお父さんが心筋梗塞で僕の病院に運ばれ亡くなられた。地域で開業されており六〇歳だった。その当時、開業医の平均寿命は日本人の平均寿命より一〇歳ほど短かったと記憶している。医師は不規則で過重労働などのために平均寿命は短いはずだ。病気の知識があることと、どのような生活習慣をしているかは別の問題だ。

時々、左足の踵が痛くなる。僕は医者だから何でも知っているというわけでもないが、以前尿酸値が高く痛風の症状かもしれないと思って、尿酸値を下げる薬を飲み始めた。それでも時々痛みを感じる。ここは「餅屋は餅屋」で当院の整形外科医に相談してみた。「それはアキレス腱付着部炎だ」と言われて荒治療を教わった。階段に足底の前半分を乗せて、体重をかけて踵を上げたり降ろしたりするストレッチだ。痛い。でも、不思議とその後は痛みが軽くなった。

僕は肥満体で、それが足や膝、腰に負担をかけていると考えている。そこで、何度も紹介しているようにダイエットに努力している。ダイエットのメニューは糖質を制限することとジムでの運動だ。僕はジムに行くと二六分ほどトレッドミルで歩き、風呂に入って帰ってくる。もっとリラックスしてのんびり運動を楽しんだらと言われるが、もともとそういう性格なので仕方がない。運動する時にはストレッチをするように言われるけどしたことがない。

ストレッチをせずいきなり運動することがどうもいけないらしい。アキレス腱付着部炎について教科書には、「座っていることが多く太り過ぎていることや、運動による酷使によって、ふくらはぎの筋肉が拘縮したり、短くなったりしているとリスクが高くなる」と記載されている。うーん。座っていることが多い、当たり。太り過ぎている、当たり。運動による酷使、当たり。すべてのリスクが当てはまる。

治療は、鎮痛剤とストレッチだ。ここは僕が得意とする荒治療で、鎮痛剤の坐薬を朝晩使ってジムに行って歩いてきた。しかし、あまりにも痛くていつものように傾斜をかけることができない。いつもの三分の一程度の運動でギブアップだった。

ところが翌日、痛みがウソのように改善した。当院で廃棄物を扱ってもらっているおじさんに、「昨日は、足どうしたのです？　今日は具合がよさそうですね」って声をかけられた。病院の中では、患者さんだけでなく職員にも見張られている。スパイがいっぱいだ。医者たるものあまり格好の悪い姿は見せられない。

（二〇一八年六月）

家庭菜園

今まで山際の団地に住んでいたけど、老後を考えると、車がなければ住めない場所より街中に近いほうが生活しやすいだろうと考えて、空き家だった妻の実家をリフォームして街中に引っ越した。

家には広い裏庭があるものの、それまでは無秩序に木が植えられ、雑草が生い茂り、立ち入るのも躊躇するような状態だった。リフォームの際に裏庭を整地し、さらに前庭を駐車場にした時の土を盛ってもらった。すると三〇平方メートルほどの畑になった。

前の家を新築した時に、猫の額ほどの場所にいろいろ野菜を植えたことがある。最初は立派な野菜が収穫できたが、そのうち連作障害で虫が付いたり病気になったりして畑仕事はやめていた。畑の世話をする時間的余裕もなかった。僕の生まれた所は農村で、両親は学校の教師だったが、僕が生まれた一九四九年頃は畑で野菜を作っていたし、僕も手伝ったことがある。

裏庭の菜園を耕し、試しにキュウリやナス、ピーマン、トマトなどの夏野菜を植えた。それが案外豊作で、その年の秋にはキャベツや白菜を植え、今年は夏野菜の三年目を迎えている。

最初は空きスペースもあったけど、妻がスキをみつけて花を植えようとしたので、それを阻止すべく畑全部を使うようにしている。畑は三区画に分けて、なるべく連作を避けるようにした。草取りをした雑草を黒いビニール袋に入れて堆肥にして、それを畑の中に入れ、牛糞を混ぜて土づくりもしている。現在は多い時で一五種類ほどの野菜を育てている。スーパーでしか見たことがない野菜を植えて、その発育ぶりを見るのも楽しいものだ。ズッキーニが意外と大きくなり、茎から次々とズッキーニの花が咲き、そこから実が成長したり、オクラの付き方も面白い。それぞれの野菜がどの程度大きくなるのかあまり知識がないので、畑が過密状態になっている。

昔は、売られている野菜は見事で、家庭菜園の野菜は見劣りしていた。でも、根っこに敷くマルチというビニールや、野菜のトンネル栽培ができる寒冷紗《かんれいしゃ》という布などの家庭菜園グッズを使うようになってから、最近ではスーパーの野菜に見劣りしない作物が収穫できる。基本、無農薬なので安全だ。でも、無農薬であればあるほど虫が付いたり病気になりやすい。

　キャベツや白菜は青虫の餌を育てているのではというほど虫がよく付く。最初は「外側は虫さんに、内側は人間様に」なんてのんきなことを言っていたが、虫さんにその境界がわかるわけもなく、人間様が食べる部分まで侵略してくる。最初はトンネルの中で育て、大きくなるにつれてトンネルを外していたが、キャベツを最後までトンネルの中で育ててみた。トンネルに使う寒冷紗という布は、水や風は通すが霜や寒さから守り、虫も通さないという優れものだ。キャベツはちょっと窮屈そうだったけど立派なキャベツができた。

　先日はジャガイモを収穫した。男爵、メークイン、十勝こがねという品種を一キロずつ植え付け、三〇キロ以上の収穫だった。夏野菜は、妻と二人ではとても消費できないので、子どもたちに送ったり職場に持っていく。息子のお嫁さんから「ジージが作った野菜だと子どもが食べるんですよ」なんて返事が来ると、また送ることになる。

家庭菜園で一番の出費は宅配便の料金だ。僕の職場は女性が多いので、朝どれ野菜を持っていくと喜ばれる。

家庭菜園で新鮮な野菜を毎日食べることができる。畑仕事はそれなりに重労働だから運動にもなる。そして、収穫した野菜を食べなければならないので野菜中心の食事になる。昨年などはキュウリダイエットに成功したくらいだ。子どもたちとの絆も強くなる。職員にも喜ばれる。そして毎朝、畑の回診を欠かさない。野菜を収穫して、畑仕事は、菜園を眺めているだけでも、なんだか忙しい毎日が癒されるような気がする。僕の身体も心も支えてくれる。

（二〇一八年七月）

熱中症

八七歳の女性が救急車で搬送されてきた。夫は要介護のため介護施設に入所しており、いつもは一人で生活している。彼女も軽い認知症の症状があり、要介護の認定を受けてヘルパーやデイサービスを利用しながら自宅で療養していた。前日にヘルパーが訪問した時は少し熱がある状態で、食事の準備をして帰ったという。翌日はデイサービスの日でスタッフがお迎えに行った時、失禁した状態でこたつの中で発見され、意識がもうろうとしていたので救急車で当院に搬送された。早速検査をしてみると熱中症の状態だ。胸部のレントゲン写真では肺炎も見つかった。前日から食事を摂っていない様子で、熱があって寒さを感じたのでこたつに入ったのだろう。幸いこたつの電源は入っていなかった。室内はエアコンが設置されているが、自分で切ってしまうので、ヘルパーさんが常時二七度に設定して、リモコンは自分で触らないように隠れた所に置いてあったという。

彼女は介護サービスを利用して、なんとか自宅で一人暮らしが可能だったが、ひとたび何かが起こるといのちが危なくなる。いつ何が起こるのか分からないので、彼女も施設への入所が望ましいのだが経済的な問題があるという。夫は毎月六万円の年金生活だ。夫の介護保険の自己負担額がおおよそ一〇万円で、それに加えて彼女の生活費が必要だ。今までの預金を取り崩してなんとか生活しているが、二人が施設に入る余裕がない。

九二歳の男性も救急車で搬送されてきた。認知症がありほぼ寝たきり状態で自宅療養しており、息子が介護している。息子は夜間警備の仕事をしていて、夜は一人になるという。前日、息子が父親の状態をチェックして仕事に出かけたが、朝帰って来た時には布団の中でぐったりしていたということで救急車を呼んで搬送された。夜は比較的涼しくなるので、エアコンはかけていなかったようだ。

二〇一八年の夏は異常な猛暑だった。七月の金沢の平均気温は二八・三度で平年より三度も高かったそうだ。そのため夜間の最低気温が二五度を上回るいわゆる「熱帯夜」が一九日あり、七月としては過去最高だった。連日「いのちにかかわる危険な暑さ」

という警告とともに、「暑さをさけるように、適度にエアコンを使うように、水分や塩分の補給をするように」と呼びかけられた。

猛暑の中で激しい運動をする、肉体労働をすることはもちろん熱中症になるリスクが高い。屋外だけでなく、室内でも熱中症は発生する。特に高齢者にそのリスクが高い。自分自身で身体のコントロールができて、自分の状態に合わせて対応できる高齢者はそれほど問題ではない。心配なのは介護サービスなどを利用しながら、ぎりぎりのところで在宅療養している高齢者だ。加えて、認知症を伴っているとよりリスクが高くなってくる。

高齢になると、皮膚の温度センサーの感度が下がり、汗をかきにくくなる。高齢者が生きてきた時代は「もったいない」の時代だった。昼間に電気をつけるのはもったいない、エアコンをかけると電気代がもったいない。もったいない、もったいないでエアコンのスイッチを消してしまう。

気象庁も「いのちにかかわる暑さ」で、これは「災害である」と評したほどだ。自然災害の場合は、国や自治体が早めの避難を呼びかける。この猛暑も災害だとすれば、同じく災害としての対応をすべきである。呼びかけるだけではダメだ。高齢者が置かれている状況、介護の状況、認知症の程度などを十分把握して、早めの対応をとる。状況を一番把握しているのは、ケアマネージャーであり地域包括のスタッフだろう。彼らに必要な指示を行い、その報酬もきちんと払う。災害なので利用者には経済的な負担は求めない。そのようなきめ細かい対応ができないと、猛暑による犠牲者を防ぐことができないのではないだろうか。

（二〇一八年八月）

航空性中耳炎

二〇一八年九月二九日に六九歳の誕生日を迎えた。最近は数えで何歳という表現はあまり使わなくなったが、数えでは生まれた年が一歳で、正月を迎えると一つ歳をとる。僕は一九四九年生まれなので、二〇一八年の一年間は七〇歳ということになる。つまり古希だ。古来から七〇歳まで生きるのは希なりということで古希というらしいが、日本の高齢化社会の中で、現在では七〇歳を超える人口が二割を占める時代となり、それほどおめでたいことでもなくなった。

数年前から僕は職場の管理の仕事から徐々に解放され、「社会的貢献」と銘打っていくつかの仕事を引き受けている。以前であれば職場のスケジュールを見ながら返事をしていたのが、最近は先方の要望に従って予定を入れていたのと、個人的な用事も重なって身動きが取れなくなってきた。一一月のスケジュールを見て、これじゃ一一月を無事で過ごせるか心配になったほどである。

幸い、なんとか「いのち」だけは大丈夫だったようだ。

このところ大丈夫だった腰痛が再発したが、これは「医者の荒治療」によって一日で治してしまった。荒治療とは、鎮痛剤を二倍量使用したこと、ジムに行って運動したこと、そしてお風呂でゆっくりと身体を温めたことである。これを職場のスタッフに話したら、「ダメなことばかりだ」と叱られてしまった。

そして九月頃まで約半年間かかって治療して、ようやく治ったばかりの歯茎が腫れて痛くなってきた。これも、歯ブラシで痛い所を何度もブラッシングしたら炎症は治まってきた。

一一月の終わりに軽い鼻風邪をひいて、東京日帰り出張とタイミングが重なってしまった。いつもなら飛行機の外の景色を楽しむのだが、疲れていたのか少しウトウトした。どうもこのウトウトがいけなかったようで、羽田の滑走路にドスンと着陸した衝撃で目を覚ますと、左耳がとっても痛い。飛行機に乗ると耳がぼわーんとなって痛くなるのはよくあることだ。これは外圧と中耳圧の変化によるもので、耳管がその空気圧を調節する。いわゆる「耳抜き」をすれば簡単に治ることが多いが、風邪や鼻づまりの時には耳管がうまく働かない場合がある。これまでにたびたび経験したし、いつもより痛みが強いとは思ったものの、通常は知らない間に治っていたのであまり気にしなかった。

その後、会議に参加しても左耳に水が入ったような状態が改善せず、自分の話声がこもったように聞こえてとても聞き辛い。まあ、それでもいずれ治るだろうと思っていたが、なかなか治らない。不思議なことに、二日後にも東京日帰り出張だったけど、飛行中にはこの症状が改善した。飛行中は外気圧が陰圧になるせいかもしれない。

横になるとこの症状は軽くなり、寝ている時にはさほど苦にならない。そして左耳を下にするとゴトゴトと水が移動するような音がして、症状が改善する。首を左に傾けると良くなるので、奇妙な格好をして歩くことが多くなった。

二週間ほど経過して、いよいよ知り合いの耳鼻科医に相談しなければいけないかなと思っていた頃に、少しずつ症状が改善し始めた。

こんなふうにいろいろ面白い経験をした。

古希はそれほど珍しくなくなったけど、個人にとっては七〇年生きてきたことは間違いないので、そろそろ自分の体調に合わせて動かなければならない年齢なのかもしれない。

（二〇一八年一二月）

医者の金勘定

二ヶ月に一回ほど高血圧と糖尿病で通院している七五歳の患者から、「先生、次の診察は一五日過ぎにしてもらえませんか」と頼まれた。「どうして？」って聞くと、偶数月の一五日は年金の支給日だという。蓄えがあればそこから医療費を支払い、年金が出たらその金額を補充すればいいはずだが、蓄えがないとそういうわけにもいかない。

八二歳の男性が、このところ頻回に誤嚥《ごえん》性《せい》肺炎で入退院を繰り返している。先日、また風邪をこじらせたといって病院にやってきた。検査をすると肺炎を起こしている。入院をすすめたが、「先生、先日やっと前回の入院のお金を病院に支払ったばかりなので、なんとか外来で治療できませんか」という。

「先生、この検査いくらほどかかるのですか？」「薬を少し減らしてもらえませんか」「いま手持ちがないので、検査は次回にしてください」「今日は一万円を持ってきたけど、大丈夫でしょうか」なんて話は診察室の日常である。「私は検査が嫌いなので薬だけ出してください」という患者も多い。これを真に受けてはいけない。

検査を嫌う患者もいるけど、多くは検査で医療費が高くなることを心配している。定期的に通院している患者が予約した日に来ない場合も要注意だ。その後しばらくして外来に来たので、「薬は足りたの？」って聞いてみた。「はい、薬を半分にして飲んでいた」という。

昔は、患者から医療費について聞かれることはほとんどなかった。そんな時代があったのかと思われるかもしれないが、一九八〇年代の始めまでは健康保険本人や高齢者の自己負担額はゼロだった。一九八〇年代に入り国の財政赤字が問題になると、社会保障費の増加が批判の矢面に立たされ、はしご受診やコンビニ受診が医療費増加の原因の一つだとして、それを抑えるために患者の一部負担増が図られていった。最初はわずかな金額だったが、今では原則三割の自己負担となっている。

病院の受診を継続することはいのちに関わることなので、生活費の中でも最優先の支払いに回しているはずだ。でも、収入の減少に加え、税金や健康保険料、電気や水道料金などの公共料金の支出増によって可処分所得が少なくなり、医療費の支出を最優先にすると生活が成り立たなくなってきている。患者にまず治療を継続してもらうことが大事なので、患者の懐を気にしながら診療するのも時には大事になる。というわけで、診察室では金勘定をする。

「先生、ＭＲＩの検査はいくらくらいですか?」「うん、検査料は二万円くらい。あなたの場合は六三歳で三割負担なので六〇〇〇円ほどかな」

「胃カメラはどうですか?」「胃の検査だけなら一万円。胃の生検をするとさらに一万円となって、二割負担だと…」

という具合にそろばんを弾くことになる。これまでは金勘定は医事科の職員に任せていたのだけど、薬や検査がどの程度かかるのか理解しないと診療はできない。

日本の経済は好調だと言われているが、二極分化がすすんでいる。貧富の格差がすすみ、金持ちはどんどん金持ちになり、貧しい人たちはいっそう貧しくなっている。二〇一九年一〇月から消費税が八から一〇パーセントに引き上げられる。政府は物価の上昇、賃金の上昇が堅調であり、消費税を引き上げる環境にあると言う。しかし生活保護の金額は毎年減額され、年金も削られ続ける。物価が上がり必要経費が膨らむ。

収入が減らされるのだから、生活は厳しくなる一方だ。いのちに差別があってはいけないが、現実には「いのちの沙汰も金次第」という時代になってしまった。

（二〇一九年三月）

Ⅱ　近くて遠い国

家族で初めての韓国旅行

かつて韓国は「近くて遠い国」と言われていたが、一九八七年の韓国の民主化以降、日本との交流が本格化し、最近では「近くて近い国」になってきた。日本と朝鮮の長い歴史の中で、秀吉の朝鮮出兵の時代と戦前の日本による朝鮮併合の時代以外は、日本と韓国は最も友好的な隣国だった。

僕が初めて韓国を訪れたのは一九九七年で、その頃になると我が家の子どもたちも大きくなって、家族で海外に旅行することが可能になった。その一〇年ほど前に小さな子どもをつれて台湾旅行に行ったことがあるが、子どもたちがホテルで騒いで、鼻血を出したり、灰皿を割ってしまったり、ホテルの部屋のロックをかけてしまうなど、トラブル続きの散々な旅行だった。その後は、国内を中心に旅行していたのだが、韓国旅行のきっかけは国内旅行より安い旅行パックを目にしたことだった。一九七九年当時、小松からソウルへは日本航空が新潟―小松―ソウルの便を週に二便運航していたが、一九九四年からは小松―ソウル便を金曜日と月曜日の週二便運航し始めた。小松とソウルを往復する場合、金曜日に出かけて月曜日に帰ってくるか、月曜日に出かけて金曜日に帰ってくるのが一般的で、前者の週末の便はそれなりに利用者があったようだが、後者のウィークデイの利用はあまり多くなかったようで、四泊五日のパック旅行で一人四万円を切るような値段だった。

一九九七年の夏休みに、妻と一三歳の三男、一〇歳の四男を連れてソウルに出かけた。子ども連れということもあって、ほとんど毎日を遊園地で過ごした。ソウルには当時もロッテが経営するロッテワールドというテーマパークと、ソウルから一時間ほどの水原《スウォン》という所にあるエバーランドという遊園地がある。その時の写真を見ると、遊園地で遊ぶ子どもたちの写真しかない。

子どもたちは遊園地三昧で満足したようだったが、妻にはあまり良い思い出がなかった。韓国には汗蒸幕《ハンジュンマク》というサウナでのマッサージがあり女性に人気だ。妻がその汗蒸幕を予約して一人でタクシーに乗って出かけたのだが、そのタクシー代がとっても高かったそうだ。韓国には模範タクシーと一般タクシーがあり、ホテルのドアマンが案内してくれるタクシーは模範タクシーのことが多い。そういうシステムに疎かったせいもあっただろう、ソウルにまったく不案内だから少しぼられたのかもしれない。初めての韓国旅行でそんなことがあったものだから、その後の韓国体験をどうも色眼鏡で見てしまったようだ。

汗蒸幕に行っても、地元の韓国人には丁寧にマッサージするのに、自分にはおざなりのマッサージだったともうかんかんだった。とどめはガイドブックを見て行った夜の焼肉店での出来事だった。普通の焼肉店は目の前で肉を焼いて料理ばさみで切って食べることが多いが、その店はスタッフが焼いてテーブルまで持ってきてくれるシステムになっていた。僕たちは骨付きカルビを頼んだのだが、出てきたものは「骨だけカルビ」だった。現地の人たちが食べているテーブルと比べると、他のテーブルの方には肉が付いていると妻は怒り心頭に発した。

当時の韓国は民主化から一〇年を経たばかりで、夜になると主な通りには銃を持った兵士が並んでいて、戒厳令の街のような緊迫感があった。今では若者たちがソウルの夜を占拠する生き生きとした街になっている。観光も始まったばかりで、観光に関するいろんなトラブルもあったようだ。ガイドブックには、トラブルがあった場合には韓国観光公社に連絡をするようにという案内があり、妻の怒りが収まらないので、そこに連絡すると事実確認ができないということでそのままになってしまった。その後、何度も訪韓するにつれてトラブルも少なくなってきているように思う。

特に、観光客にとって困るのはハングル文字で、当時、交通機関の案内はハングル文字しかなく、とっても不安だった。水原に行った時には、行きはガイドブックで調べて電車を確認して出かけることができたのだが、水原の駅からソウルに帰りたくても、すべてがハングル表記でどの電車に乗っていいのか分からず、結局、高校生に英語で聞いて無事帰ることができた。ソウルオリンピックを契機にして表示も英語表記が一般的になり、最近では日本語による案内も多くなっている。

最初の韓国旅行は、妻にとっては大きなトラウマになったようで、翌年にも韓国旅行を計画したのだが、結局僕と三男と四男だけで出かけて妻は留守番だった。それ以降、仕事も含めて一〇回以上韓国に行っているが、妻は「チャングム」の追体験をしようという口実で行った一回のみだ。韓国のニンニクと香辛料の強い料理が口が合わないのも理由の一つのようだが、やはり、最初のトラウマが払拭できないのかもしれない。韓国の友人にそのことを話すと、妻のトラウマをぜひ解消したいと申し出てくれるのだが、なかなかうんという返事がない。

（二〇一三年四月）

韓国の民主化闘争を担った医師たち

一九八七年の韓国の民主化から一〇年ほどたった頃から、韓国の医師の情報が少しずつ入るようになり、韓国で民主化闘争を担った医師たちの話を知った。僕が全日本民医連の役員をしていた二〇〇三年秋に名古屋で開催された集会に、韓国のグリーン病院の梁吉承《ヤン・ギルスン》院長をお呼びすることになり、その事前折衝のため二〇〇三年五月にソウルを訪問した。

グリーン病院の開設はその年の九月で、完成間近の病院の中で梁吉承院長とお会いした。梁院長は全日本民医連の招待を快諾してくださり、一一月に日本で講演をしていただいた。最初の二日間、僕たちは名古屋で一緒に飲みながらいろんな話をした。そして最後の三日目、奈良観光を終えた夕食の後に、彼から自らの過去について聞かされた。

韓国には、日本の戦前の治安維持法をモデルにしたといわれる「国家保安法」という法律がある。これは北朝鮮や共産主義を賛美する行為やその兆候を取り締まる法律で、民主化以降は「冬眠」状態に置かれていたが、いつ、息を吹き返すか分からない法律だ。後に盧武鉉《ノ・ムヒョン》政権が法律の撤廃をめざしたが、保守系議員の反対で現在も存在したままになっている。そのような韓国の事情の中で、ほとんど初対面の僕たちに自分たちの思いを話すことに強い警戒心を持っておられたのだと思う。三日三晩、彼と行動を共にして、ようやく僕たちを仲間として信じてくれたのだろう。三日目は僕たちが招待した店で食事して、その後朝鮮風の居酒屋で彼の生き様を語ってくれた。真っ黒な焼きニンニクをつまみにマッコリが彼の気持ちをほぐしてくれたのかもしれない。

彼の生まれは一九四九年、僕と同い年で、そういうことにも親近感を感じた。韓国では一九六〇年に学生たちの運動で李承晩《イ・スンマン》独裁政権を崩壊させたが、一年後に軍事クーデターで朴正熙《パク・チョンヒ》軍治独裁政権が登場し民主化運動を弾圧した。一九六〇年代から一九七〇年代にかけて学生たちの闘いが続く。軍事独裁政権は学生運動を弾圧し、民主化を叫ぶ学生たちを投獄、処罰し大学から追い出した。ソウル大学医学部の学生だった梁吉承医師もその一人だった。

一九七四年、当時の朴大統領が永久政権をもくろんだ緊急措置法がつくられると、それに反対する闘いが激しくなった。同じ年、僕は医学部を卒業し医師となったが、医学生だった梁医師は、当局からの弾圧を逃れるために地下に潜った。しかし、金芝河《キム・ジハ》の支援活動で緊急措置違反と社会主義思想の本を読んだ嫌疑で逮捕され、一年あまり獄中生活を送ることになった。その後、朴正熙大統領の暗殺によって軍事独裁政権が崩壊し、大学に復学することが許された。

一九七九年一〇月の朴正熙暗殺から翌年の春までが「ソウルの春」で、韓国は民主化の春を謳歌した。しかし、次期大統領になった全斗煥《チョン・ドゥファン》大統領は、民主化を叫ぶ光州の民衆に対して大虐殺の蛮行を行い、韓国内の活動家の弾圧に乗り出し、梁吉承医師も再度大学を追放される。その後、彼はソウル大学の復学を諦め、エイレ医大に留学し医師となって帰国した。

彼の苦しかった日々を語る目から涙がこぼれ、僕は彼の命をかけた壮絶な戦いに共感し、僕もまた涙した。彼らが韓国で「韓日基本条約」の反対運動に加わっていた頃、僕たちも日本で「日韓条約」反対を叫んでいたことに不思議な連帯感を感じた。一九六〇年から一九七〇年に至る僕たちの大学民主化闘争とは比べものにならない厳しい状況で闘った韓国の学生たちに思いを馳せた。その当時、彼らと会うことが可能だったら、お互いに闘いのエールを交換できたのにと思いながら。

一九八七年六月、ついに大統領の直接選挙を求める民衆の運動がきっかけとなり、韓国の軍事独裁政権が終焉を迎える。医師や歯科医師、韓医師（韓国伝統の医療を行う医師）、薬剤師ほか医療関係者もこの運動に加わった。

一九六〇年代から一九七〇年代にかけて韓国の民主化運動を担ってきた学生たち、そして、一九八七年の民主化に関わった医療人を中心に、引き続き韓国の民主化をすすめるために各分野の活動が活発化し、それぞれの職種に応じて組織ができることになる。医師たちの人道主義実践医師協議会（人医協）、東洋医学を専攻した韓医師たちによる真の医療実践のための青年韓医師会、歯科医師たちによる健康社会のための歯科医師会、薬剤師たちによる健康社会のための薬師会などだ。

以後、彼ら進歩的な医療人たちが、韓国の民主的な医療運動を担い今日に至っている。

僕がかかわっている核戦争に反対する医師の会と交流している韓国反核医師会も、人医協のメンバーが実質的な中心となっている。

（二〇一三年五月）

職業病の闘いの中で生まれた病院

韓国には、故人が日頃縁の深かった場所で簡単な祭礼を行う「路祭《ノジェ》」という葬儀の儀式がある。二〇〇九年に盧武鉉《ノ・ムヒョン》前大統領の路祭がソウル市庁舎前の広場で行われ、一八万人の市民が集まった。

一九九一年一月五日、源進《ウォンジン》レーヨン工場で二硫化炭素による職業病の認定を求めて会社と交渉していた労働者が亡くなった。亡くなった後も遺体を病院の安置室に置いて会社と交渉を行ったが進展がなく、三月始めに葬儀を行うことになり、生前故人が働いていた会社の中庭で「路祭」を行おうとした。しかし、会社側は葬儀の行列が中庭に入ることを拒否したために、遺族と支援者は柩を正門の前に置いたまま籠城に突入し、一三七日間にも及ぶ闘いとなった。この闘争は、韓国での職業病の認定をめぐる未曾有の闘いとなり、韓国国会でも問題とされ、結局会社側が労働災害と認めて五月二二日に終結した。

源進レーヨン株式会社は、一九六二年に日本が朝鮮統治時代の対韓賠償の一環として、東洋レーヨン滋賀工場から中古の生産設備を受け入れ、一九六六年に創業を開始した会社である。二硫化炭素はレーヨンの製造過程で溶剤として使われる。この中古のレーヨン生産設備は硫化水素と二流化水素という有毒ガスを大量に排出するために東レが生産設備の撤去を決めていたという代物だった。

その結果、源進レーヨン工場で働いていた労働者に多くの二硫化炭素による職業病の患者が発生した。労働者はこの病気を職業病として認定を要求したが、会社側は当初認めようとしなかった。しかし先の葬礼闘争のような激しい闘いの成果として、二〇〇〇年までに一〇〇〇人以上の患者が二硫化水素中毒による職業病として認定された。

後にこの源進レーヨン会社は閉鎖されたが、なんとその工場設備は一九九四年に中国に輸出されたということだ。日本で二硫化炭素の被害を出した機械が韓国に輸出され、それがまた中国に輸出される、まさに公害・職業病のグローバリゼーションそのものと言える。

韓国の源進レーヨン会社に対する職業病認定の闘いの中で、労働者側は二〇六億ウォンの補償金を勝ち取った。この補償金をもとに源進職業病管理財団が設立され、職業病の研究所と病院の建設を行うこととし、一九九九年六月に源進緑色病院（グリーン病院）と研究所を開設した。

この源進財団の理事長が朴賢緒《パク・ヒョンソ》先生だ。一九三〇年生まれ、ソウル大学文学部を卒業し、韓陽《ハニャン》大学で歴史の教授をされた後、退職後は韓国の民主運動にいのちをささげておられる。日本と韓国の進歩的な医師の交流も、朴先生の存在なしには実現することはなかっただろう。僕にとっては「親父」のような存在で、「いつも、君たちの頑張りが足りないから日本が反動的になっているのだ」と、はっぱをかけられ続けている。

当初、ソウルの東隣の町九里《クリ》市にグリーン病院を建設した。その後、グリーン病院が手狭になったためにソウル市内に新しい病院を建設することを計画し、二〇〇三年九月に完成したのがソウルのグリーン病院で、三〇〇床あまりの大きな総合病院だ。グリーン病院の正面を見ると、まず驚かされるのが玄関の横にある「労働のために」という壁画で、やかんや鍋、スプーンやおもちゃなど、日常生活で捨てられたものが使われている。この作品は、イン・オクサンという進歩的芸術家のもので、「資本主義の中で、労働災害の労働者はごみのように捨てられる。グリーン病院は、このような労働者を復活させる目的をもっている」ことをイメージして作られたという。まさに、この壁画が、グリーン病院のミッションを物語っている。ソウルのグリーン病院の梁《ヤン》・吉承《ギルスン》院長はすでに紹介したが、ここで働いている医師たちも人道主義実践医師協議会に参加している。

（二〇一三年六月）

過去の歴史の記憶

二〇二二年一〇月に中学の同窓生と一緒にソウルに行った時のガイドさんの話だ。「最近、日本人観光客向けのガイドの仕事もずいぶん変わったのよ。昔は、名所旧跡の説明をすれば良かったけど、今では韓ドラは一応全部チェックして、それに合わせたガイドもしなけりゃならないし、韓国の俳優たちの情報も一応知っておかなけりゃならない」と。

確かに、以前と違い国内旅行のように簡単に行けるようになった韓国は、昔と比べてずいぶん変化してきているように思う。韓ドラに夢中の女性たちは、見るだけでは飽き足らず、自ら韓ドラの世界を体験しに行く。韓国のイケメンたちを一目見ようと大騒ぎだし、韓国料理はとっても美味しい。

今の韓国には、一五年ほど前に僕が初めて行った時のような緊張感はなく、過去においても何事もなかったように感じるけど、今から七〇年近く前には、朝鮮半島は日本の統治下にあったのだ。

今の時代、過去の戦争や日本統治下の時代の歴史を学ぼうとする日本人観光客はほぼいない。ソウルの繁華街の近くのインサドンという通りは日本人観光客に人気の場所だが、その入り口に「タブコル（パゴダ）公園」という小さな公園がある。この公園で、日本統治時代の一九一九年三月一日に朝鮮の独立をめざした独立宣言が読み上げられた。いわゆる「三・一運動」の発祥地だ。公園の中には、記念碑と当時を記録した壁画がある。日本人観光客は、せいぜいこの公園の横の道路をバスの待ち合わせに使う程度だ。

「冬のソナタ」で有名な中央高校には今でも古い威厳のある立派な校舎が建っていて、冬ソナファンなら一度はここを訪問してみたいはずだ。この高校も「三・一運動」と関係がある。日本に植民地支配された朝鮮では、朝鮮の独立のために二つの運動があった。一つは、日本の明治維新のように、産業や学問を興して国を富ませ列強に劣らないような国を作ろうという富国強兵の動き、もう一つは、力によって日本を追い出そうという運動で、「三・一運動」につながる。前者の運動の流れで、学問を興す象徴で建てられたのがこの中央高校だった。学校の前には冬ソナグッズを売るお店があったけど、中央高校を訪れる観光客のほとんどは、昔の歴史を知らない。学校の前庭には「三・一運動」の記念碑がある。

二〇〇四年に中国の重慶で行われたサッカーアジアカップで、反日感情が日本人チームにぶつけられた事件があった。スポーツに政治が持ち込まれることは許せないけど、日本人が重慶を訪れる場合には、少なくとも日中戦争時代に日本軍が重慶でどういう残虐な行為を行ったのかということを知っておくべきだった。日中戦争の時に重慶は国民政府の臨時首都となり、日本軍が激しい爆撃を行い、市民二万六〇〇〇人が死傷したと言われている。スペイン内戦の時に、ドイツ軍がゲルニカに激しい爆撃を加えたことはよく知られている。重慶への無差別爆撃は、ゲルニカへの爆撃と同じ行為だった。日本人はピカソの「ゲルニカ」を通じてゲルニカの悲劇を知っているけど、重慶の悲劇の記憶はない。

ソウルの繁華街光化門《クァンファムン》から地下鉄で一駅の所に、西大門《ソデムン》刑務所跡がある。西大門刑務所は日本の統治に抵抗した朝鮮の人々が収監され拷問にあったところで、現在、その一部が保存され西大門刑務所歴史館として公開されている。ここは、韓国の子どもたちが学校の授業などでよく訪れる場所だけど、日本人観光客の姿はほとんどない。日本語のガイドさんもいてあらかじめ申し込むと対応してくれる。

建物の中には、刑務所の歴史や拘禁室、拷問室、地下監獄、死刑場などが保存されており、日本統治下での残虐な行為を目のあたりにすることができる。施設内には絞首刑場もあり、ここで少なくとも四〇〇〇人の命が奪われ、その他、病気や栄養失調で多くの人々が殺された。

僕はこの刑務所歴史観を四回訪問したが、八〇歳ぐらいの金さんという日本語ガイドの方に案内してもらったことがある。金さんは、二〇〇一年に小泉元首相も訪問したことがあると言ったので、その時の記帳がありますかと聞いてみたところ、資料を探し出して見せてくれた。そこには、「日本国小泉純一郎　思無邪　信頼を積む」と記載してあった。「思無邪」って難しい言葉だ。小泉首相のホームページで検索したら、その時の記事があった。

一五日に韓国を訪問した。金大中《キム・デジュン》大統領との首脳会談に先立ち、国立墓地と、西大門独立公園の歴史展示館を訪問し献花をした。記帳の際、『思無邪』と書いた。（中略）日韓の信頼関係を築き、将来につなげ育んでいく。歴史を見つめながら、未来に向かって友好の絆を深めていきたいとの思いを込めた。

「思無邪」とは「よこしまな心をもたないこと」という意味だ。その当時、加害者の立場の総理の言葉としては、あまりにも抽象的で、日本の責任が感じられない言葉で残念に思ったけど、現職の日本の総理大臣が、過去の日本の侵略統治の史跡を訪問する勇気は評価したいと思う。その事実から目を背ける日本の指導者があまりにも多いのが悲しい。

（二〇一三年七月）

加害者としての歴史認識

ソウルから車で一時間ほどの山間に「ナヌムの家」という所がある。「ナヌム」というのは韓国語で「分かち合い」という意味で、「ナヌムの家」では、元日本軍「慰安婦」の韓国人ハルモニ（おばあさん）たちが支援団体の支援を受けながら共同生活を送っている。僕もこの「ナヌムの家」を二回訪問した。敷地内に「日本軍『慰安婦』歴史館」も併設されている。歴史館には、日本軍が各地に設置した慰安所の分布図や、元慰安所建物の最近の写真、ハルモニたちが描いた絵など、たくさんの貴重な資料が展示されており、実際の慰安所内部を実物大に再現した部屋もあり、その中に入ってベッドに座ってみることもできる。

僕が訪問した時、ハルモニから直接お話しを聞くことができた。彼女は村にいた時に突然呼び出されて、軍のトラックに乗せられて中国大陸に運ばれたということだった。ハルモニたちは、日本国政府の責任を追及するために毎週水曜日、ソウルの日本大使館まで行き抗議活動を行っていたが、ハルモニたちが高齢になって継続ができなくなり、一〇〇〇回目を記念して二〇一一年一二月、日本大使館前に「少女の像」が設置された。今も「少女の像」が日本大使館に向けて抗議の声をあげている。

日本国内では「従軍慰安婦の強制連行はなかった。彼女たちは自らの意思で慰安婦になったのだ」という見解が、一部の政治家や著名な識者から発せられ続けている。その結果、僕の周りの若い人たちにも「従軍慰安婦の強制連行なんてなかったんじゃないの」という考え方が広がっている。だって、そう考えた方が日本人にとって「安心」できるから。でも、青春を奪い人間として幸せな生活を送ることができなかったハルモニたちの怒りが僕には聞こえてくる。

二〇一二年八月に開催された核戦争防止国際医師会議（ＩＰＰＮＷ）の広島大会に、韓国からグリーン病院に勤務する女医さんが来日した。広島の原爆資料館を見学した後、彼女に感想を聞いたら、涙で言葉にならなかった。原爆投下によるヒロシマの実相を目にすると、どこの国の誰であろうと、二度と核戦争を起こしてはいけないという思いになる。その二週間ほど前には、別の韓国の医師たちが広島を訪問し、原爆資料館を見学した。その内の一人が「原爆は悲惨であり、なくさなければならない。しかし、なぜ日本に原爆が落とされたのか、そのことを忘れてはいけない」と語った。残念ながら韓国では、今でも「原爆投下は朝鮮半島の日本の統治を終わらせた」とする誤った認識が一部に存在する。最初の女医さんも、後者の医師も、韓国の進歩的な医師の団体、人道主義実践医師協議会のメンバーだ。

日本各地の戦争資料館や記念館などに、戦争の実相がいろいろと展示されているが、その展示の多くは、ヒロシマ・ナガサキの原爆投下の悲惨さ、沖縄戦の悲劇、そして東京大空襲の悲劇など、被害者としての戦争という視点が中心だ。日本は戦争によって大きな被害を受けただけではなく、それ以上にアジアの人々に耐え難い苦痛を与えた加害者でもあり、そのことを忘れてはいけない。太平洋戦争によって三〇〇〇万人のアジアの人たちが亡くなった。被害者としての平和だけでは、決してアジアの人たちと一緒に平和を語ることができない。

歴史の事実を認めることは「自虐的な歴史観」なのだろうか。僕は、最初に韓国を訪問した時に、過去の日本の残虐な行為に対して「謝罪」ということが頭から離れなかった。その後、韓国の人たちと交流するにつれて、韓国の人たちはいつまでも「謝罪」を要求しているわけではないと気がついた。歴史の事実を事実として認める、共通の歴史認識を持つ、そうすることによって友好が生まれる。歴史を歪めることに問題があり、歴史の事実に基づいた共通の歴史認識は、お互いに、将来において過去の不幸な歴史を繰り返してはいけないという未来志向の考え方につながる。

以前、韓国の人たちに僕たちの日本での活動を紹介した時に、日本にも憲法の改悪に反対し、憲法九条を守ろうという人たちがいるのだということに驚いたという話をされた。彼らは、日本の国民の総てが憲法九条の改悪を望んでいると理解していたようだ。韓国で流されるニュースは、日本の反動化を伝える方が多い。国の内外を問わず、海外の情報を伝えるマスコミ報道は、尖鋭的な情報を報道する傾向にある。竹島（独島）に関する情報も、韓国の保守的な人たちの主張だけを伝える時、日本では、韓国の人たちすべてが反日的であるように理解してしまうのではないだろうか。いたずらに対立を強調するのではなく、また、ナショナリズムを高揚させるような報道をするのではなく、お互いの国が友好関係を保ち、平和なアジアを創造していくためにはどうすればよいのか、冷静に考えなければならないと思っている。

（二〇一三年八月）

韓国の民主化を引き継ぐ若者たち

「職業病の闘いの中で生まれた病院」（八四ページ）で紹介した源進財団《ウォンジン》の朴賢緒《パク・ヒョンソ》前理事長が二〇一九年一月に亡くなられた。二〇一八年七月、韓国の反核医師会の皆さんとの交流のために訪韓した時には、体力が衰えていたにも関わらず自宅から二時間かけて僕たちに会いに来てくださった。一一月に大阪の友人たちとソウルに行った時に、朴先生が倒れて入院されたことを聞いた。僕の韓国の「父親」でもあり、韓国の民主化のために力を尽くされた朴先生のご冥福をお祈りする。

二〇一八年に僕は三回韓国を訪問した。韓国の民主化運動の第一世代は朴先生のような朝鮮戦争を経験した世代で、第二世代は梁《ヤン》院長のように軍事政権下で民主化を闘った世代だ。第三世代は一九八七年の民主化闘争を闘った世代、そして第四世代は、ろうそく闘争によって朴槿恵《パク・クネ》政権を倒した世代だ。

僕たちと韓国の人たちとの交流も、第一世代・第二世代から第三世代・第四世代の人たちにバトンタッチされている。僕と兄弟の固めの杯を交わした韓国保健医療団体連合政策委員長の医師は、一九八七年の民主化闘争の中心人物として活躍した。僕たちと韓国の人たちの「架け橋」の役割を果たしてくれている友人も、もちろんその闘いに加わった。ソウルと接する九里《クリ》にあるグリーン病院の院長は、僕の娘のような存在だが、彼女は高校時代に一九八七年の高校生のリーダーだった。

ソウルの街中に、李韓烈《イ・ハンニョル》記念館がある。彼は延世《ヨンセ》大学の学生だった。一九八七年の始め、大統領の直接選挙制を実現するための憲法改正を求める運動が起こった。あくまでも現憲法下での次期大統領選挙を行おうとする全斗煥《チョン・ドゥファン》政権に民主化勢力は反発した。この運動の中、一九八七年一月に学生運動を指導していた朴鍾哲《パク・ジョンチョル》が警察の拷問で殺され、これに対する隠蔽工作が発覚すると、民主化運動はさらに高まった。

六月一〇日にソウルで拷問殺人隠蔽糾弾および護憲撤廃国民大会が開催され、李韓烈もその前日に行われたデモに参加した。この時、警察が発射した催涙弾が李韓烈の頭部に当たり重体となった。その後、抗議行動はいっそう激しさを増し、六月二六日の平和大行進には二〇万人以上の市民が参加した。

この事態を受けて、七月一日に全斗煥大統領は大統領の直接選挙などの要求を受け入れ、韓国の民主化が実現した。重症だった李韓烈は七月五日死亡。彼の死亡を受けて七月九日民主国民葬が行われ、ソウルで一〇〇万人、光州五〇万人、韓国全土で一六〇万人が参加して李韓烈の死を悼んだ。

僕は、この李韓烈記念館を二〇一八年の七月に訪問したが、若いお母さんがまだ小さい子どもにこの闘いの説明をしていることに驚かされた。この闘いは『一九八七、ある闘いの真実』という映画として制作され、二〇一八年九月に日本でも公開された。

そして二〇一六年の朴槿恵大統領に対する「ろうそく革命」だ。崔順実《チェ・ソンシル》が朴槿恵大統領の四〇年に及ぶ側近で「影の実権者」だった事実と、彼女の娘が名門・梨花《イファ》女子大学に特例入学し、出席もせずに単位を取っていたことが明らかになり、市民の怒りに火が付いた。韓国の人たちが怒ったのは、国民に選ばれてもいない人物が国家権力を私物化していたことを知ったからだ。一〇月二九日、初めての集会は三万人だったが、翌週三〇万人、さらにその翌週は一〇〇万人。しかし、これで終わりではなかった。

一一月二八日にはソウルで一五〇万人、全国各地で一九〇万人が集まった。これは韓国の人口の四パーセントにあたる数で、一二月三日には全国で二三〇万人を超える規模になり、この怒りが朴槿恵政権を倒し、文在寅《ムン・ジェイン》大統領を誕生させた。

今、韓国の政治は韓国の市民が動かす時代になっている。そして、その市民運動を支える若い世代が育ってきている。市民が政治を動かすことこそ、真の民主主義国家ではないだろうか。

（二〇一八年一一月）

Ⅲ　世界の各地を

ザルツブルグとサウンド・オブ・ミュージック

一九九九年五月一一日から一五日にかけて、オランダのハーグで世界市民平和会議が開催され、「つたえようヒロシマ・ナガサキ」の代表団の一員として民医連から参加した。約一〇〇年前の二〇世紀の初頭、当時の列強諸国が参加してハーグ平和会議が開催され、ハーグ陸戦条約が結ばれた。常設仲裁裁判所などが設置されたが、二〇世紀は二度の大戦を含め戦争の世紀となった。この世界市民平和会議は、二一世紀を平和な世紀にという願いを込めて、国際平和ビューロー、核戦争防止国際医師会議や反核国際法律家協会などのNGOが主催し、日本から約四〇〇人、一〇〇以上の国から約一万人が参加して開催された。

僕たちはハーグでの会議に参加した後、ヨーロッパ各地に分かれ、核兵器の廃絶と平和の実現を訴えた。僕は、オーストリアコースに参加し、首都ウィーンではシュテファン広場の前で核兵器廃絶の署名活動などを行い、オーストリアの平和団体と交流した。

五月一一日から一五日にかけてオランダのハーグで世界市民平和会議が開催され、「つたえようヒロシマ・ナガサキ」代表団の一員として参加した。この会議は、核戦争防止国際医師会議や世界平和ビューローなどのＮＧＯが主催し、二一世紀を平和な世紀にという願いをこめて、全世界から約一万人が集い平和の問題について語り合った。

その帰路、オーストリアのウィーンを経由してナチスの強制収容所であるマウントハウゼン収容所を訪れた。そこではガス室や死体焼却炉がそのまま保存されており、ナチの残虐な行為に絶句した。地獄の後は天国というわけでもなかったと思うが、収容所を後にしてザルツブルグに向かった。

ザルツブルグは、オーストリアの中央のドイツに接した北方に位置し、ザルツブルグ（塩の城）といわれるとおり、塩の生産で栄えた町である。そしてモーツァルトの生地としてよく知られており、音楽ファンであれば一度は訪れてみたいザルツブルグ音楽祭が夏に開催されることで有名である。

僕たちの世代にとっては、ザルツブルグはサウンド・オブ・ミュージックの舞台として思い出深い町である。一九六五年のアカデミー賞というから、僕が高校一年の時である。サウンド・オブ・ミュージックの歌にあわせて、山々の谷間からマリアが次第にズームアップされるオープニング、一つ一つのシーン、そして映画を見終わった後の感動は、今でも心の奥底に残っている。一五年ほど前に、妻とヨーロッパを旅行中に電車でザルツブルグの町を通り過ぎたことがあるが、車窓から見た丘の上に建つ幻想的な城を見て、ぜひ一度訪れてみたいと思っていた。

その城はホーエンザルツブルグ城といい、中欧に現存する城塞の中では最大規模のものだという。城塞まではケーブルカーで登ることができ、頂上からはシューベルトが「ユートピアかエデンの園のように美しい谷間」と評したザルツブルグの街並みと山々が、三六〇度のパノラマで見ることができる。実際の映画の撮影は、ザルツブルグの周辺のさまざまな所で行われたようで、一ヶ所で撮影したものでないらしい。ホーエンザルツブルグ城を見上げる場所にミラベル庭園があり、ここではドレミの歌が撮影された。マリアが子どもたちにカーテンの生地で洋服を作り、階段を使ってドレミを歌っている風景が思い出される。

城の前方下は旧市街といって、モーツァルトの生家や大聖堂、音楽祭が開催される祝祭劇場などがあり、古い街並みが保存されている。特に、みやげ物店やレストランなどが並ぶゲトライデ小路は昔、字が読めなかった時代に店の看板として用いたという鋳物看板が掲げてあり、その芸術的な作りに驚かされる。

ザルツブルグの東方一〇キロに扇状に広がる湖水地帯があり、アルプスの峰々と美しい湖が織りなす景勝地がある。このザルツカンマーグートこそサウンド・オブ・ミュージックの舞台となった所である。この景勝地をめぐるバスツアーがあると聞いて申し込んだ。バスでサンクトギルゲンまで行き、そこから湖の遊覧船に乗ってサンクト・ヴォルフガングまで、再びバスに乗って、マリアの結婚式が行われたモントゼーの教会を見学し、ザルツブルグに帰る約四時間のコースである。ちょうど雲一つない晴天で天候にも恵まれ、アルプスの谷間のメルヘンのような自然を堪能した。

このようなサウンド・オブ・ミュージックの舞台になったザルツブルグではあるが、映画に関係する案内やみやげ物などが何一つないことに気がついた。このことをガイドさんに聞くと、オーストリア人はこの映画をまったく評価していないというのである。その理由は、もともとはハリウッドが作ったアメリカ製の反ナチ映画であること、オーストリア人はナチを良しとはしていないが、ドイツ語を話し、ドイツによって併合された国で、ドイツとは同一民族であるという歴史的な事実、日本のように米畜と呼んだ敵国アメリカが、敗戦を契機にして一転友好国となるような単純なお国柄ではないという事実。そして、もう一つは、アメリカを含む連合国が行ったドイツ爆撃の時にオーストリア国内も激しく爆撃され、西欧最大の聖堂の一つである大聖堂が爆撃によって破壊され、その恨みが今も引きつがれているためだという。先ほど述べたサウンド・オブ・ミュージック・ツアーもアメリカ人と日本人向けにツアーが組まれているだけで、ヨーロッパ人にはまったく人気がないという。

もう一つ、おもしろい話を聞いた。映画のラストシーンは、トラップ家がナチスの迫害を逃れてアルプスを山越えし、隣のスイスに逃げ込むシーンで終わるが、現実は、その山の向こうはスイスではなくドイツで、一家の逃げた山の向こうにはなんとヒットラーの山荘があり、ナチの親衛隊でいっぱいであったということである。映画の常とはいえ、面白いエピソードである。

　このように現地ではサウンド・オブ・ミュージックよりもモーツァルトで有名なザルツブルグではあったが、青春期に感動した映画のシーンと重なり、あたかも自分が映画の一つのシーンにいるような感覚となり、白日夢を見ているような気分であった。

（一九九九年八月）

「なまけもの」になれなかった「なまけもの」の国

一〇年ほどなかなか休みが取れなかったので、日常を離れ、思い切って海外での休日を過ごすことに決め、ここ四、五年はインドネシアのバリ島に行っている。今年も一〇月にバリ島のヴィラで六泊する予定をたて、スーツケースに小説とＤＶＤを詰め込んで出発した。散歩と食事以外は一日中ヴィラの中に閉じこもり、のんびりした「なまけもの」の生活をするのが楽しみだった。でも、世界的なグローバリゼーションの影響でホテルにもインターネットが普及し、ＮＨＫの海外放送が観られる時代だ。僕も法人の管理の仕事をしているので完全に連絡を遮断するというわけにはいかない。昔だったら、緊急事態のためだけに電話番号を知らせておき、「何かあったらよろしく」と冷たく言って出かければよかったのだが、今ではメールという手段がある。

今回は、政府による医療費の削減の中で「医療崩壊」という状況が深刻化しており、僕が所属している民医連でも日本の医療の再生をどうするのかということがテーマと

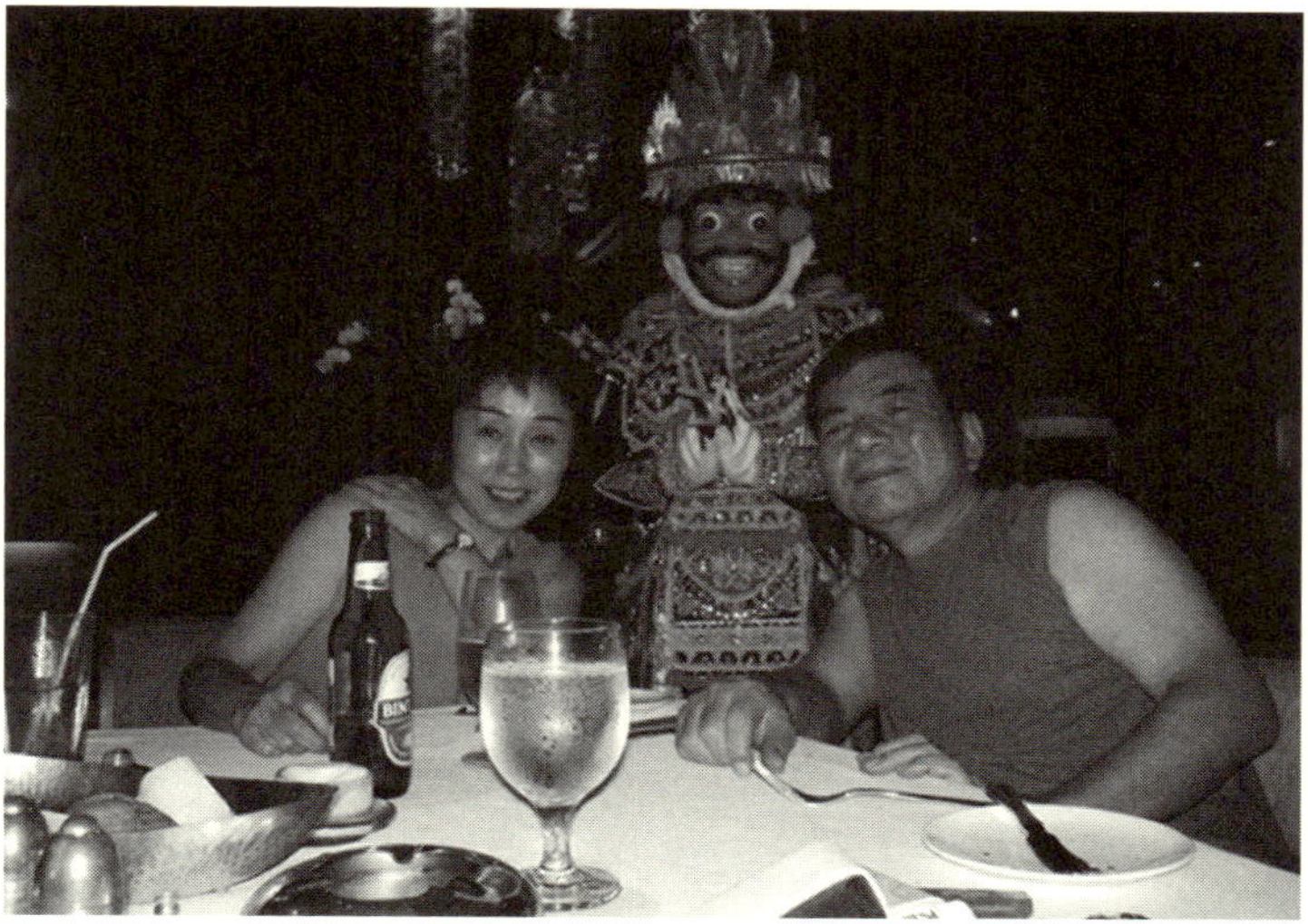

バリ島にて

なり、再生プランの作成を任されていたので、いろんな資料を持ってきた。というわけで、ヴィラ滞在中の半分はパソコンに向かい、メールをチェックし、持ってきた仕事をして、さらにバリ滞在中の写真を整理して記事を書きブログにアップするという生活だった。でもバリ島のネット回線が遅く、画像をアップすると、とてつもなく時間がかかり、ブログの更新や他のブロガーたちのブログのチェックも一苦労だった。

そのような中で、毎朝一時間程度の散歩は気持ちがいい。「なまけもの」

に徹しようと、パソコンの前にいる以外は、食べて・寝てという生活なので身体を動かす時間がない。日中は暑いので、散歩は朝晩だ。村の人たちが通るような道や住宅の庭を通って一キロほど歩くと海岸に出る。海岸の砂浜を歩いて帰ってくる五キロほどのコースだ。もともと田園地帯を開発したリゾート地なので、まだまだ「田舎」が残っている。朝は放し飼いにされている鶏が鳴き、野鳥のさえずりも聞かれ、農地には牛が放牧されている。バリ島は一年中稲作が行われ、田植えと稲刈りが同居している。そして、たわわに実った稲穂もあり、そこに雀の群れがやってくる。田んぼの真ん中に見張り小屋があって、そこからロープが四方に張り巡らされている。そのロープに空き缶が吊るされていて、雀が来ると揺すって音を出して雀を追い払う。まったくのどかな光景だ。

昼間、車や人の動きの中で見えないものが朝には見えることがある。バナナの木にきれいな花が咲いていてバナナの花かと感激したのだが、隣にあった花がクロスしてバナナの花のように見えたのだった。もう一度よくバナナの木を見てみると、グロテスクな本物のバナナの花が咲いていていた。

一番の楽しみは、あちこちに咲いているきれいな花だった。野に咲いている雑草も、とっても素敵な南国の花に見えてくる。僕は、ブーゲンビリアとハイビスカスくらいしか知らなかったけど、いろんなトロピカルフラワーの名前を知った。なかなか「なまけもの」にはなれないが、今度は、本当の「なまけもの」に挑戦したいと思っている。

（二〇〇八年一月）

ツナーミとカリー

インドの南東に浮かぶ島国スリランカは、かつてはセイロンと呼ばれていた。一九七二年に英連邦内自治領セイロンからの完全独立を機会に、国名をスリランカ民主社会主義共和国に改称した。スリランカとは、「光り輝く島」という意味だそうだ。スリランカには、北海道ほどの面積に一九〇〇万人あまりが住んでいる。

二〇〇四年一二月二六日スマトラ沖を震源とする巨大地震が発生し、このスリランカを突然の大津波が襲った。津波は、島の南西部から南部にかけて大きな被害をもたらした。スリランカでの死者は、三万八〇〇〇人、行方不明者は五、六〇〇〇人と発表されている。現地でも「ツナーミ」と言われるように、ツナミが世界共通語になるとは皮肉なものだ。

このスリランカの津波被害に対して、一月早々、日本生協連医療部会は第一次支援隊をスリランカに派遣した。第二次支援隊が二月一〇日から一三日に派遣され、全日

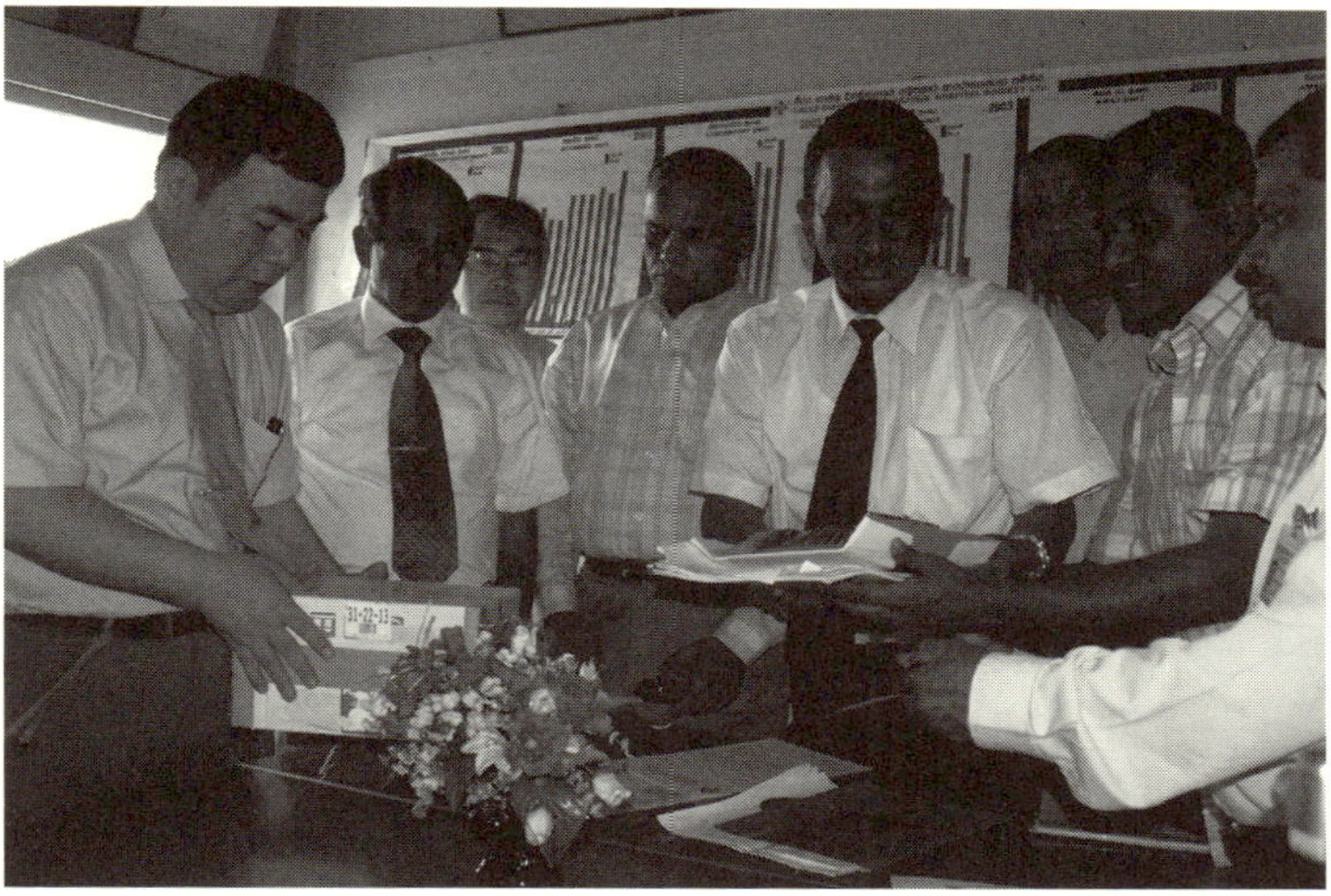

ゴール生協病院で

本民医連にも支援の要請があり、僕と事務局次長が同行した。

スリランカには一三の医療生協の病院がある。僕たちは、津波の被害にあった南部にあるゴール生協病院とマータラの生協病院を訪問した。ゴール生協病院があるゴールという町は、世界遺産にもなっている古い町だ。一四世紀頃にはアラビア商人たちの東方貿易地として栄え、その後、一五八九年にポルトガル人がゴールに砦を築き、一六四〇年にはオランダがこの砦を支配した。その後、イギリスへと支配が代わるが、強固な砦をもつ要塞都市として発展してきた。

ゴール生協病院の津波の被害は甚大だった。まさに「SEA IS COMING」（海がやってきた）という状況だったという。玄関ホールの壁には、二メートルほどのところに横線が残っていて、ここまで海水が押し寄せたという説明だった。ゴールの病院も、僕たちの病院と同じように一階部分に外来機能があり、診断的医療機器が配置されてある。一階部分に置いてあった単純X線撮影装置、マンモグラフィー、超音波診断装置、CTなどがほとんど使えなくなった。各部屋には、湿っぽいさびのような匂いが満ちていた。CTは数日間海水につかっていたようであるが、なんとか使えないかと必死で修理している様子がむなしかった。配電基盤が水浸しになり、なんとか湿気を取り出そうと乾燥剤も用意されていた。診断機器が壊滅状態で、病院の機能も回復していないため、病院の収入は津波の前の五〇パーセントという状況だそうだ。

スリランカの滞在は三日間で、そのほとんどが視察と支援のあり方に関する協議だった。最後の日に少し自由時間があったので、お昼に街中のカリーを食べた。コロンボの街中にはカリー屋がいたるところにあり、そこの一軒に入った。二階に通されたが、昔の日本の食堂といった感じだ。料理の選択肢はあまりない。カリーだけだ。まず、机の上にバナナの葉が置かれ、そこに、ご飯とチキンがのせられる。カリーは三種類ほどカップに入っている。左手は不浄の手なので、右手で食べる。隣の現地の人たちの食べ方を横目で見ながら、見よう見まねでなんとか食べることができた。右手でチキンをほじくって、そこにカリーをかけて、手ですくって食べるという具合だ。スリランカのカリーは、日本のカレーとは比べ物にならないほど辛いと聞いていたが、僕たちがいただいたものはそれほどでもなかった。外国人ということで加減してくれたのだろうか。食事が終わると、バナナの葉にすべてを包んできれいに片付ける。自然にやさしいゴミとなって捨てることができる。手は水道で洗うが、爪の中に入ったカリーはきれいにはならない。

スリランカには中華料理店も多いようだし、海に近いことからシーフードレストランもたくさんある。しかし、このシーフードレストランが閑散としていた。津波で行方不明になっている人たちが海に沈んでいて、魚たちがそれを食べているという悲しいうわさのためだという。
スリランカが、津波の被害から一日でも早く復興することを祈って、スリランカを離れた。

（二〇〇五年六月）

難民キャンプの子どもたち

僕の所属している全日本民医連は、アメリカのイラク攻撃に反対し、イラクに対する人道医療支援を行なっている。二〇〇五年七月一日から七日の日程で、イラクの戦争被害者への具体的な支援内容を協議するためにヨルダンに行ってきた。イラクは危険ということで入国できない。イラクの隣国であるヨルダンは、イラクからの難民も多くイラク支援の拠点となっている。僕たちは、ヨルダンの首都アンマンに滞在中、イラクとヨルダンの国境近くにあるイラク難民キャンプを訪問した。

地中海の奥まったところにイスラエルがあり、その東がヨルダンで、さらに東に行くとイラクに達する。ヨルダンの首都アンマンから東に向けてまっすぐな道が続いている。道の両側は、見渡す限り土や岩石に覆われた砂漠で、暑さで遠方が蜃気楼のようにゆらゆらと揺れている。アンマンから二〇〇キロほど走ると、イラクとサウジアラビアに向かう分岐点に出る。Border（国境）という標識をよく目にする。その道をイラクに向けてさらに走り続けると、国境の手前にルウェイシッド難民キャンプがある。

サダム政権の崩壊によってヨルダンに逃れてきた難民のキャンプだ。パレスチナ人とクルド人を中心に八七〇人が収容されていた。周囲一キロほどが金網で囲われ、入り口には銃をもった警官が警備している。難民は、受け入れ国が決まるまでそこから一歩も出ることができない。スウェーデン、オランダ、オーストラリア、ニュージーランドなどが難民を受け入れているそうだ。

この難民キャンプは国連が管理しているが、運営はヨルダンのハシミテ財団とオーストラリアを中心とするケアというNGOが援助している。難民家族のテントを訪問した。今年の四月に、電気系統のショートが原因でテントに火がつき、三つのテントを瞬く間に巻き込んでしまった火災によって、女の子が焼け死んだ家族だ。テントの中にいたアヤちゃんという三歳の女の子が死亡し、アヤちゃんの母親と隣人がやけどを負って重体となった。左顔面に火傷の痕が残るお母さんは元気がなく、夜中になると眠れない、一人になると泣いてしまう状態が続いている。キャンプに併設する診療

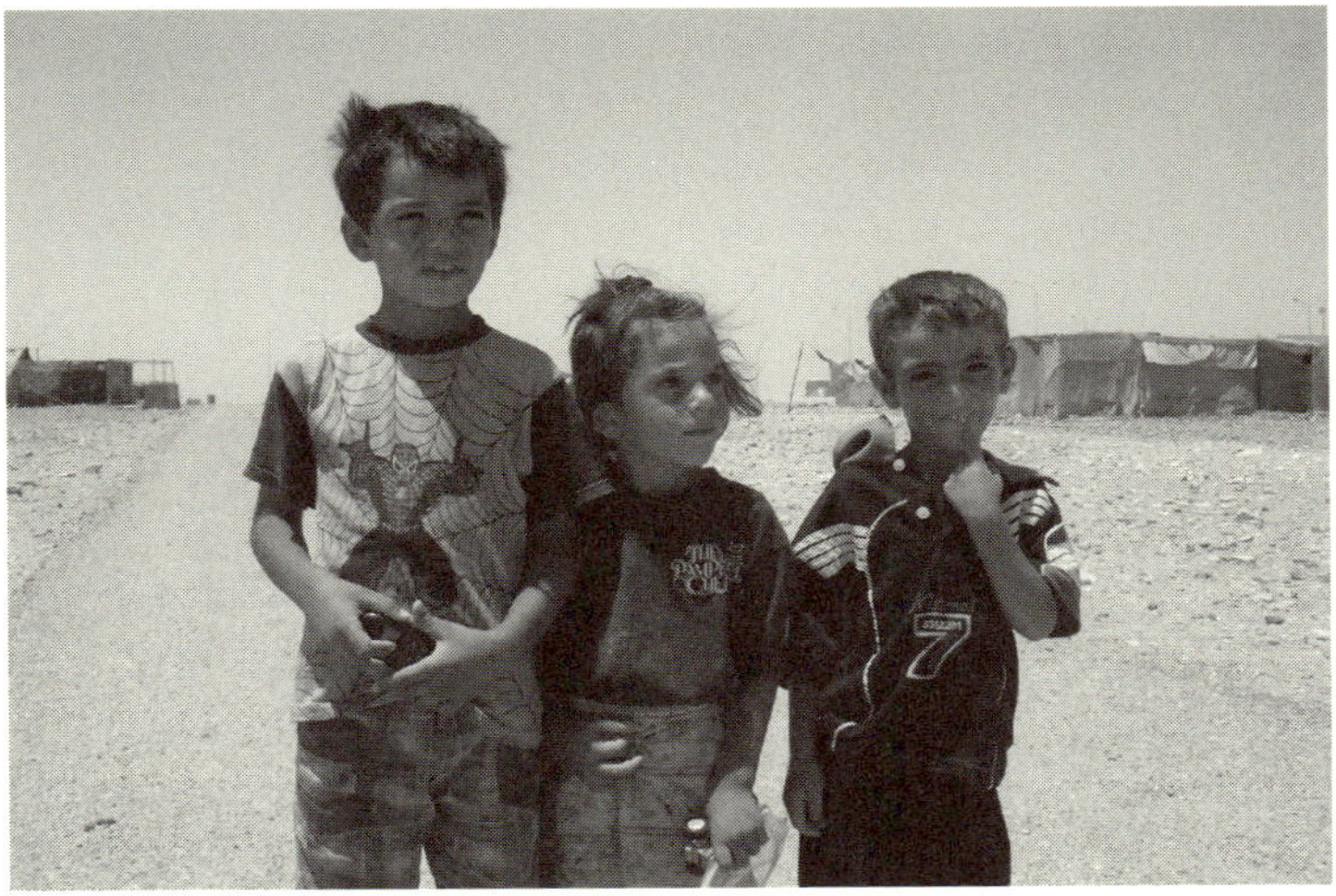
ルウェイシッド難民キャンプの子どもたち

所の医師は、やけどによるケガが多いと語っていた。狭いテントの中で火を使い、子どもたちが走り回るのだから当然といえば当然だ。

キャンプが存在する砂漠は、とても人が住むことができない、灼熱の地獄のような所だ。イラクの子どもたちは、太陽を赤ではなく黄色に描くという。キャンプの周りで小さな竜巻が発生した。辺りを見ると何本もの竜巻が走り回っている。不思議と汗が出ない。汗が出た瞬間に乾燥してしまうためだ。あまりの暑さで、頭から水をかぶると、またたく間に乾燥してしまう。

ヨルダンで活動しているキリスト教関係のNGOであるカリタス・ヨルダンの幹部が話したこと――戦争や津波など被害の状況が報じられると国際的な支援が寄せられるが、時が過ぎると忘れさられてしまう。しかし、時間とともに深刻さは増してくるのであり、本当の支援は、その後が大切なのだ――この言葉が心に残っている。

（二〇〇五年一一月）

モンゴルちょこっと旅

二〇〇七年六月二一日と二二日の二日間、モンゴルのウランバートルでＩＰＰＮＷ（核戦争防止国際医師会議）北東アジア会議があり参加してきた。事前のアナウンスがほとんどなく、果たして会議が予定通りに開催されるのか心配だったが、予想に反して、ＪＰＰＮＷ（核戦争防止国際会議日本支部）など日本からの参加四〇数人を含めて八〇人ほどが参加し、二日間みっちりと開催された。

反核医師の会からは私を含めて二人だけの参加で、前日夜にウランバートルに着き、会議終了の翌日の早朝、帰国の途につくという強行軍。それに加えて、宿泊と会議が同じチンギスハン・ホテルで、二日間、まさにホテルに缶詰状態だった。

ウランバートルは、日本の稚内と同じ緯度で、標高一五〇〇メートルの高地にある。乾燥地帯で、昼は三〇度ほどになるが、夜は一〇度ほどに下がる。ホテルのクーラーは昼間だけ稼動し、それ以外は窓を開けて過ごしたが、虫が入ってくることを除けば快適だった。日本ならこの時期は除湿器が必要だが、ウランバートルでは加湿器が活躍する。

モンゴルはかつてソ連圏の国だったが、ソ連崩壊以降はアジアの一員としての国づくりを行っている。核兵器については、モンゴル一国で非核地帯を宣言し、国連にも認めさせ、国の安全を保障する道を模索していることで有名だ。経済的には中国、韓国の企業の進出がめざましく、特に韓国の企業が目についた。急激な市場主義化が、貧富の格差やストリートチルドレンなどの社会問題を発生させているようだ。日本は経済的な進出だけではなく、砂漠化防止などの環境面や医療などの分野で支援を行っていて、今日の相撲人気とあわせて、好感をもたれているらしい。

せっかくモンゴルに行ってきたのに、モンゴルの大自然の醍醐味を経験する機会はまったくなかった。朝、一時間ほどウランバートルの中心地を散歩したのと、二日目の夜のパーティで知り合ったモンゴル人に明日早朝帰る予定と話したら、「せっかくモンゴルに来ていただいたのに申し訳ない。これから市内を案内しましょう」と言われて、夜の九時から一時間あまりタクシーで市内を案内してもらったことくらいだっ

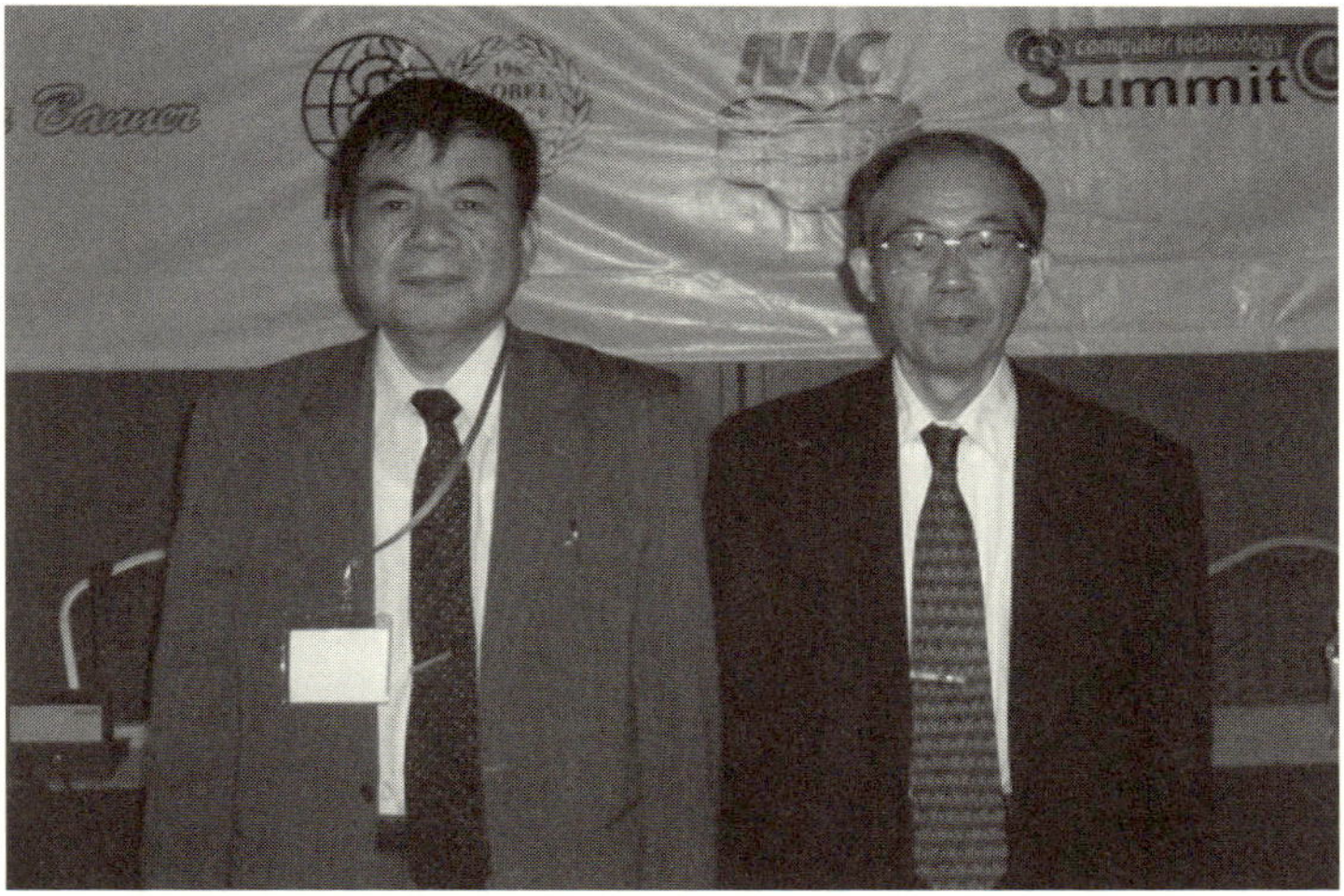

IPPNW 北東アジア会議で武居医師（右）と

た。ちょうどその日は夏至で、夜の一〇時頃まで明るかったのだが、ゲル（遊牧民のテント）がある郊外に行った時は真っ暗で、「すばらしい自然でしょう」と言われても、周りは闇の中だった。でも親切なモンゴル人に感謝、感謝だった。

食事は、ほとんどホテルの食事で、モンゴル料理を口にすることはできなかった。羊、羊と期待していたが、到着の夜にホテルで食べた羊肉入りのラーメンと、お昼にホテルの近くのウズベキスタン料理のレストランで、羊の焼肉をトッピングしたバーロフというウズベキスタン風ピラフを食べた程度だった。

今度は、日が明るい間にモンゴルの自然を堪能したいと思ったモンゴルちょこっと旅だった。

（二〇〇七年七月）

眠りから覚めた寺院群

僕と妻は一時期、休暇のたびにバリ島を訪れて「なまけもの」の時間を過ごすようになった。それでも「なまけもの」に徹することができずに、バリ島からお隣のジャワ島の中部にあるジョグジャカルタという所に行ってきた。バリ島からジョグジャカルタは約五〇〇キロメートルで約一時間のフライトだ。ジョグジャカルタは、古代ジャワ王国の首都でプランバナン寺院群とボロブドゥール寺院遺跡群の二つの世界遺産で名が知られている。

両寺院とも八～九世紀に栄えたヒンズーの王国と仏教の王国によって建設されたものである。その後、中世の時代にイスラムがジャワ島に進出し、これらの寺院群は忘れ去られ、ジャングルの奥深くで深い眠りについた。最近になって遺跡が発掘され、現在は深い眠りから覚めた建造物が当時の威風を保っている。

それにしても巨大な石造遺跡である。プランバナン寺院は、中央にヒンズーのシヴァ、ヴィシュヌ、ブラフマの神様をまつり、シヴァ堂は高さ四七メートルの威容を誇っている。かつてはこの周囲に数百の寺院が立ち並び、ここを訪れた人々にヒンズーの神の偉大さを誇示したことだろう。しかし、一五四九年の地震によって遺跡のほとんどが崩壊してしまった。今の石工たちは、それをジグソーパズルのように一つ一つの石を確認し、再び積み上げている。

ボロブドゥール寺院は、径五〇メートルの小高い丘を盛り土し、石を積み上げて寺院にしたものである。周囲は、九段のピラミッド状の回廊になっていて、仏教における三界を表現し、最上階は無の世界である。無の世界に建つストゥーパ（仏塔）には仏像が安置され、最上階の巨大なストゥーパは無の世界で空洞となっている。

それにしても、古の時代にどうしてかくも巨大な寺院が必要であり、また可能であったのだろうか。どの時代でも、巨大な建造物は権力の象徴であり、支配の道具であるということだろうか。「驕るもの久しからず」、歴史は繰り返されるものである。

（二〇一〇年一月）

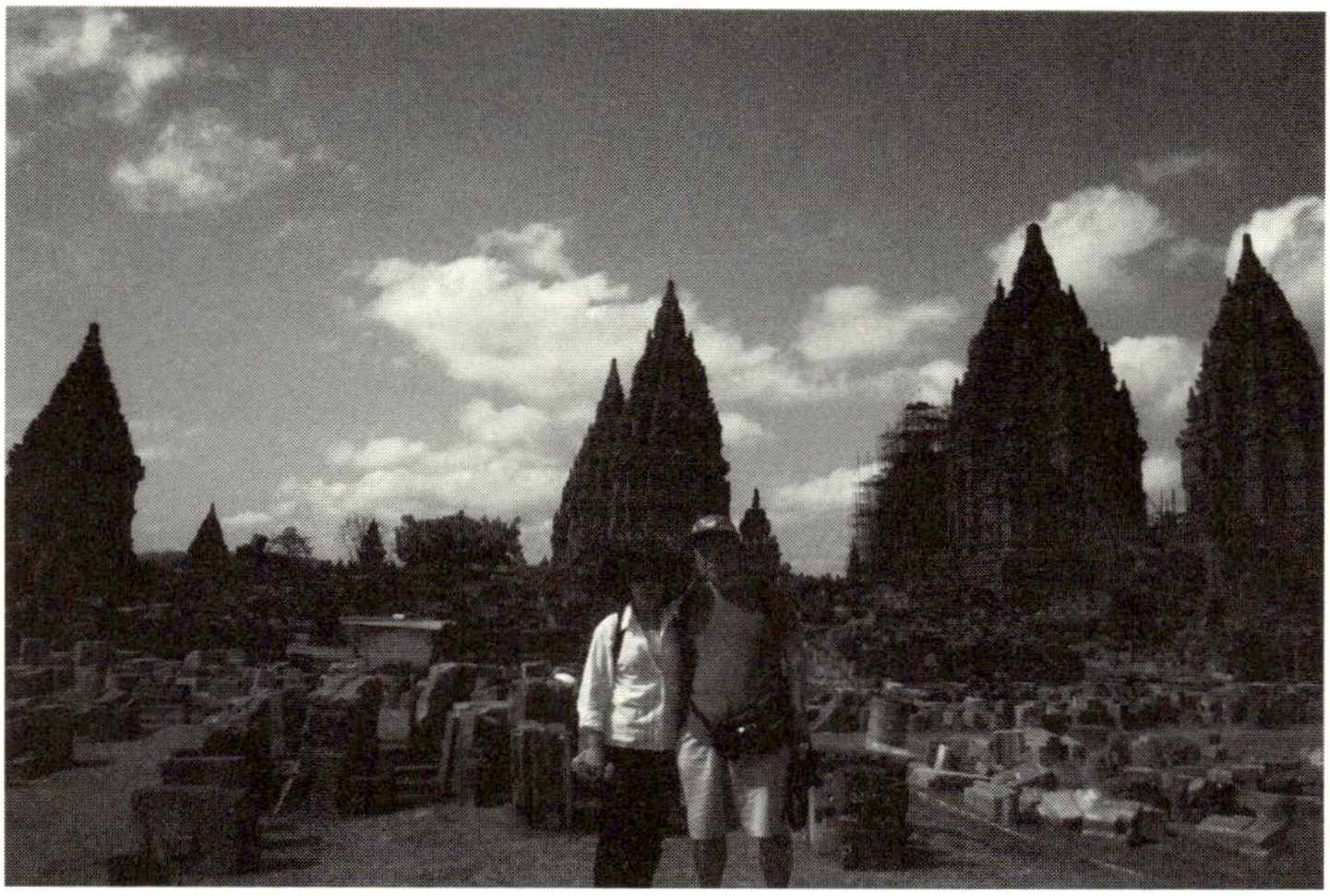

プランバナン寺院にて

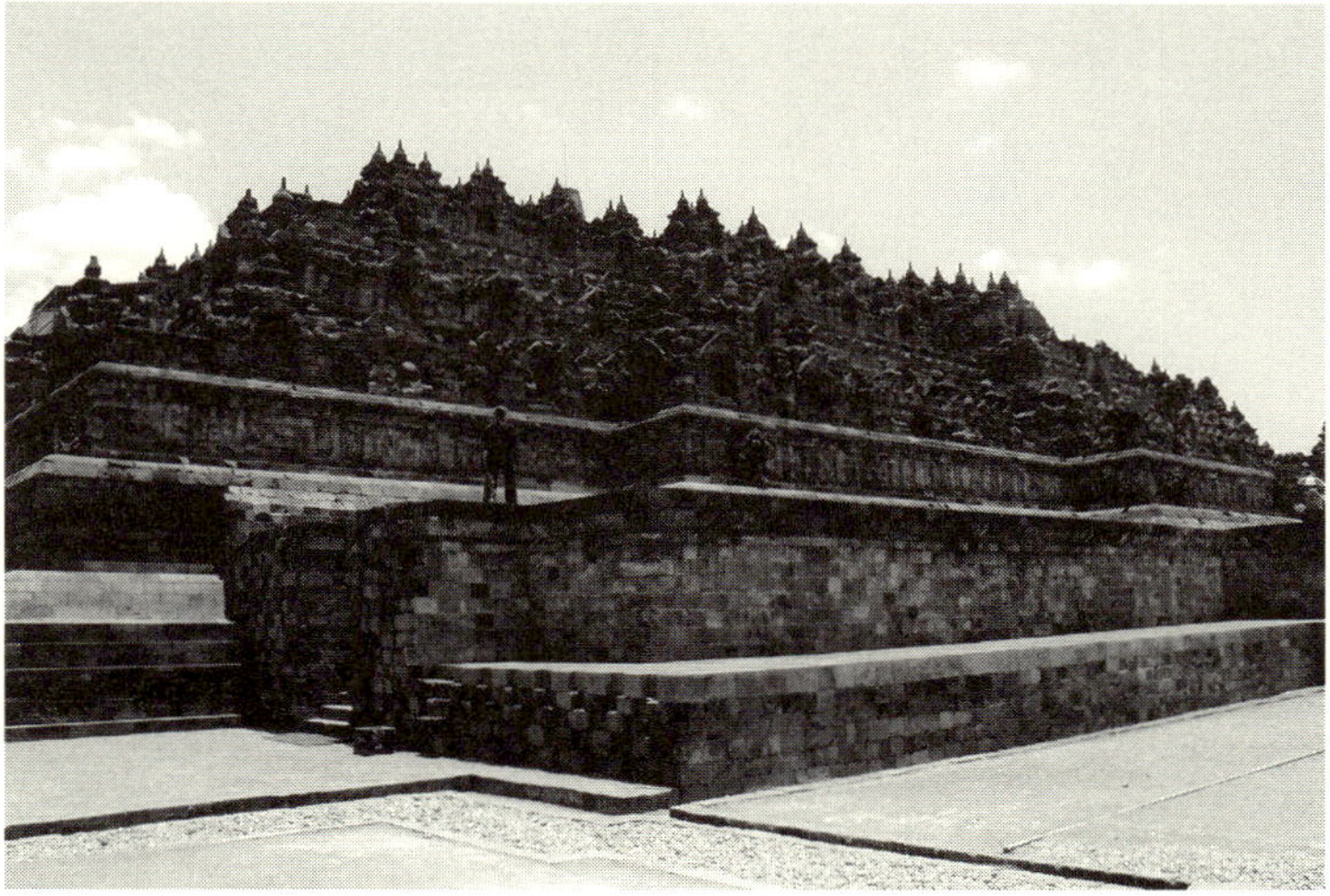

ボロブドゥール寺院

核シェルターよりワインセラーの方がいい

二〇一〇年八月にスイスのバーゼルで第一九回IPPNW（核戦争防止国際医師会議）大会が開催され、反核医師の会の代表団の一員として参加した。大会は、朝八時半から夜七時頃まで、「核のない世界」に向けて活発な議論が行われ、その後のレセプションなどの公式行事のため、ホテルに帰るのが毎日一〇時を過ぎるというハードなスケジュールだった。

夕方から始まった開会式までの間、世界遺産に認定されているスイスの首都ベルンを訪問することができた。ベルンとは「熊」の意味で、この街を作ったベルヒトルト五世が、狩の最初の獲物を街の名前にすると決めたので、そう名付けられたという。今も市内には熊公園があって、熊が大切に飼われている。

ベルンの街は、訪問者を中世の世界にタイムスリップさせてくれる。四階建の石づくりの建物が並び、そして石畳の道路。今にも、鎧をつけて、槍を持ち、馬に乗った

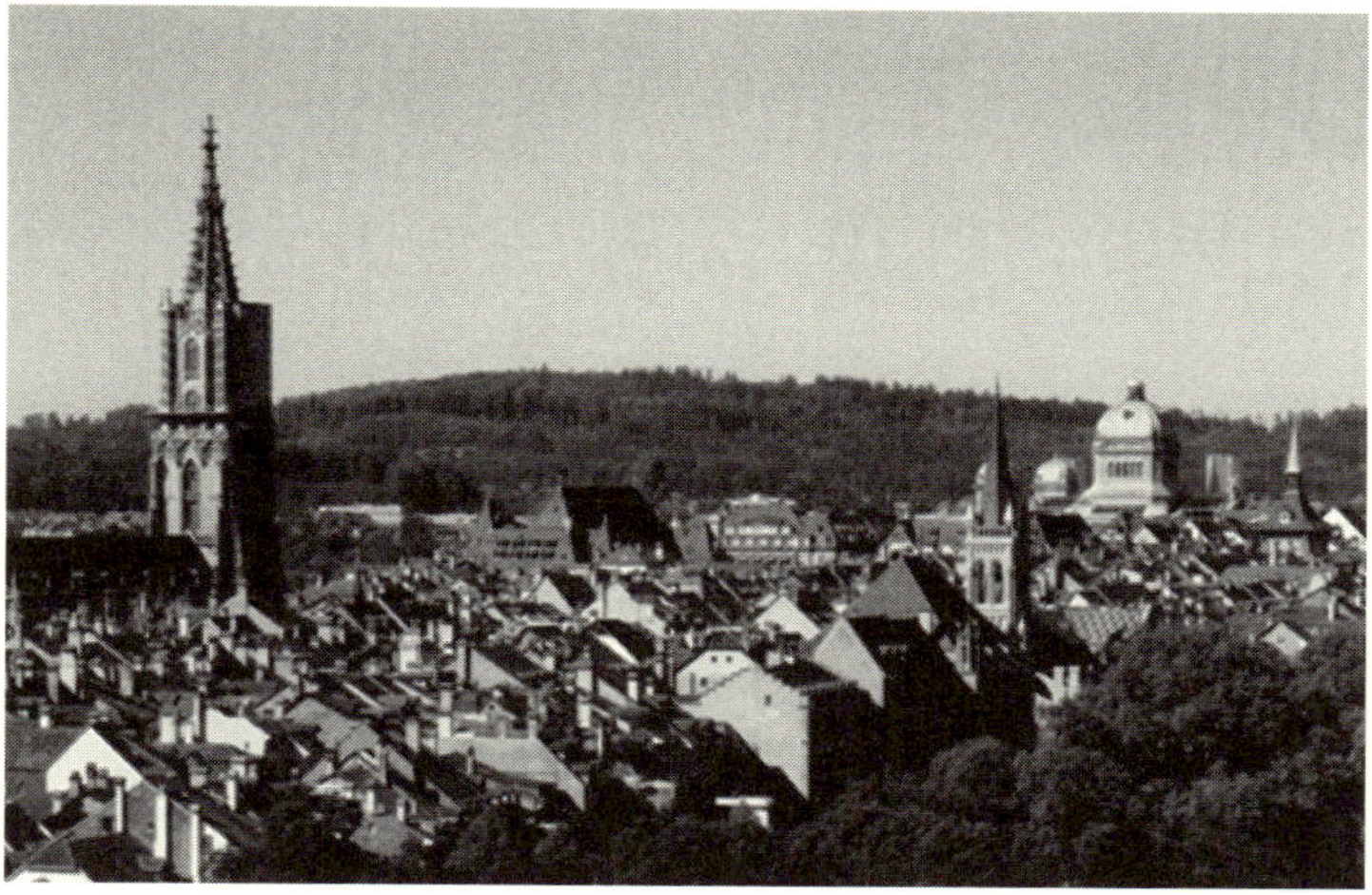

スイスの首都ベルンの街並み

中世の騎士が飛び出してきそうである。そういえば大会の会場となったバーゼルの旧市街も古い街並みだ。ヨーロッパの多くの都市が、二度の世界大戦によって徹底的に破壊されたにもかかわらず、スイスの都市は無傷で残された。その理由は、永世中立国というスイスの国是のためだろう。スイスは一八一五年永世中立国となり、いかなる国との同盟も拒んでいる。

驚いたことに、スイスは戦後、核兵器の開発を行ったということを聞かされた。しかし、平和は力によって守られるものではなく、信頼によって達成できるものであることを理解して、核兵器の開発を放棄し、今では核兵器のない世界に向けて積極的な役割を果たしている。スイスの女性の外務大臣は、「核兵器を非合法化し、核兵器のない世界を実現するための行動を行う。核兵器のない世界を目指すことは難しいが、核兵器は人間が作ったものであり、人間の手によってなくすことも可能である」と力強く挨拶した。

スイスはまた、来るべき核戦争に向けて、各家庭の地下室に核シェルターを義務付けた時代があったという。核戦争が起こった三日間だけ隠れていれば大丈夫という前提で、残留放射線の影響も、核の冬などの気象に及ぼす影響も、何にも考慮されていなかった。核戦争の愚かさを知ったスイス国民は、今、そのシェルターを絶好のワインセラーとして使っている。

（二〇一一年一月）

息苦しさ

二〇一四年一月四日から一〇日までの一週間、阪急交通社が企画する「優雅なマレー半島三ヶ国周遊七日間」というツアーに妻と参加した。このツアーは少し余裕があるリタイア組の世代をターゲットにした企画で、ビジネスクラスの飛行機と高級ホテルと、とってもリッチなツアーだった。

でも、一週間でマレーシア、シンガポール、タイを回るというのは少しハードで、夜遅くにホテルに着いて朝早く出発というのは、熟年世代の僕たちにはちょっと厳しかった。そして僕にとって一番苦痛だったのは、すべてが団体行動で、自由にぶらぶらする時間がほとんどなかったことである。タイのバンコクでは午後の予定をキャンセルして、お土産を買うためにスーパーに寄りたかったが、バンコクは一人で行動するのはとっても怖い所で、原則的には単独行動を避けて欲しい、もしどうしてもというなら「離脱の誓約書」をいただきますと言われた。まあ、ちょこちょこ出歩いてトラブルでも起こすと、ツアー客みんなに迷惑をかけるので原則団体行動は理解できたが、結局、交通渋滞でスーパーに寄る時間がなく「離脱」はできなかった。海外旅行とくにツアー旅行の場合は、観光地を効率よく回ることができるし、食事も用意されている。一方、個人旅行は自分たちでスケジュールを組めるので、のんびり旅行できていいのだが、僕が妻の添乗員の役割を担って食事場所などを確保しなければいけないのが大変だ。

最近、リタイア後の生活を東南アジアで過ごす人が増えているらしい。近頃、僕自身が日本を少し息苦しく感じることが多く、近い将来、これらの国々で過ごすのもありかなと思い、ならば自分の目で見てみようと思ったことも今回の旅行の目的の一つだった。たった一週間マレー半島を駆け足で回ったくらいでは分からないけど、それぞれの国がいろんな問題を抱えているようだ。

東南アジアの国々は、いわゆる日本の高度経済成長期のように、とっても元気だった。特に東南アジア諸国連合（ＡＳＥＡＮ）として協力共同した経済圏を作り発展してきている。僕が関わっている平和の分野においても、毎年国連総会で、マレーシア、

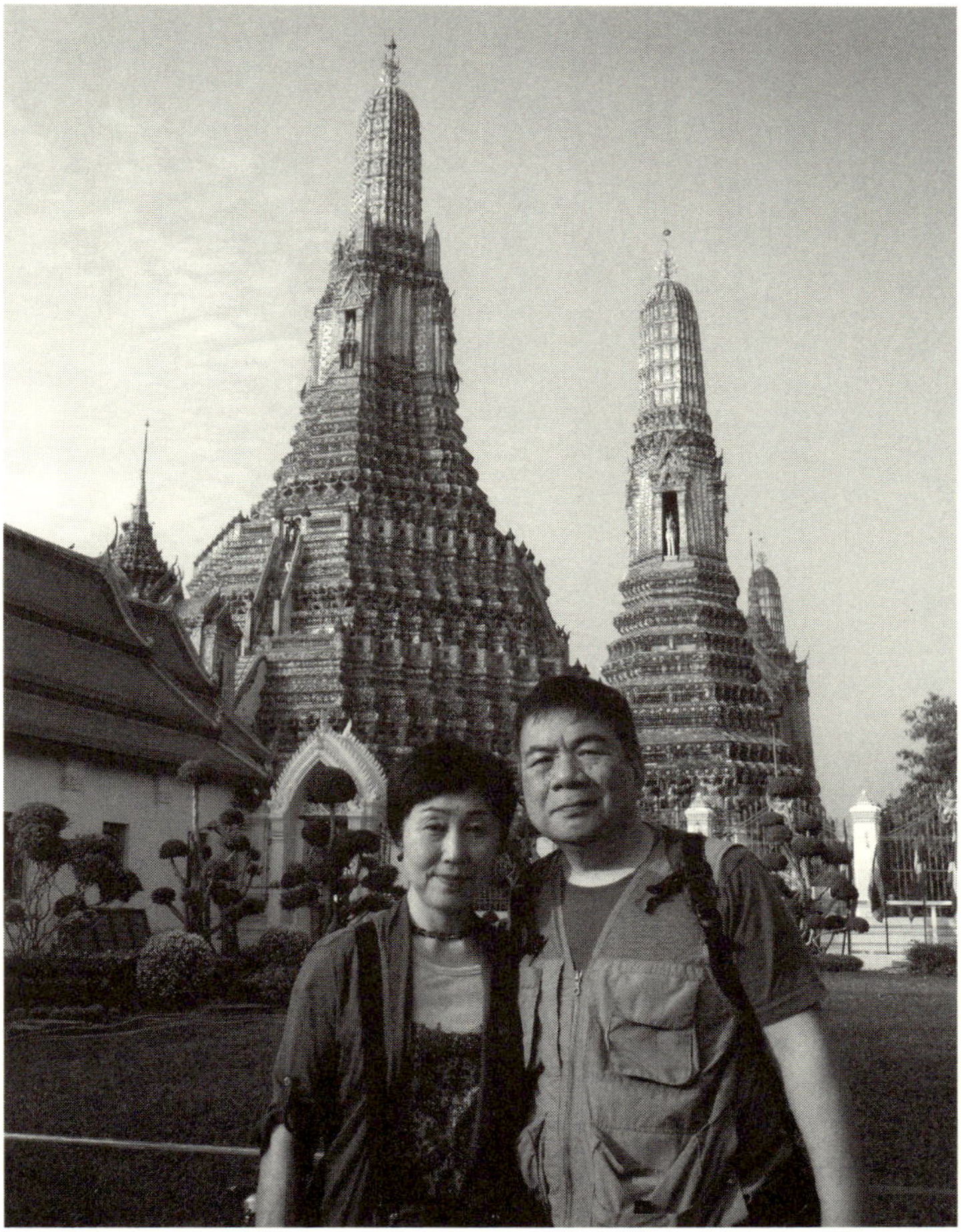

バンコクにて

インドネシア、ミャンマーが核兵器の禁止に関する決議を提案している。アメリカや中国の支配下ではなく、独自に経済的、政治的な役割を果たそうとしている。そういう点がとっても魅力的だった。

しかし、すべての国が豊かになり、すべての国民が幸せなのかというと、必ずしもそうではなさそうだ。それぞれの国の首都は、繁栄を象徴するような近代的な高層ビルが立ち並んでいる片隅に、貧しい人たちが住むバラックの住宅がある。

マレーシアのマハティール元首相（その後、再度首相に返り咲いた）は、「東方政策：東の国を見習おう」という日本をモデルにする政策をとった。確かに、日本の高度経済成長はアジアの国々にとってとても魅力的なモデルとなっている。しかし、日本の高度経済成長の時代は、輸出産業はあったものの主として国の中で経済が回っていた時代だ。最近は経済がグローバル化し、一国の中では経済が完結しない時代になっている。富はグローバルに蓄積され、必ずしもその国の国民に配分されるわけではなく、格差がより激しくなっている。

マレー鉄道でマレー半島をシンガポールまで五〇〇キロ下った時である。この五〇〇キロの鉄道の間、両側に見える風景はずーっと椰子の木だった。それ以外にゴムの木もあるということだったが、ゴムは人手がかかるので椰子の方にシフトしているという。ヤシ油とラテックスの需要があるかぎりマレーシアの産業は発展する。しかし、それに代わる製品ができたらどうなるのだろうか。そして気候変動により気象条件が変化したら、マレーシアの産業は大打撃となる。グローバル経済の危うさ、そんなものを感じた。

シンガポールはゴミ一つないきれいな街だった。シンガポールの清潔さは罰金によって成り立っていて、入国前にチューインガムの持ち込みの禁止と喫煙所以外での喫煙の禁止を強く注意された。喫煙所以外での喫煙、吸い殻のポイ捨ては最高二〇〇〇ドルの罰金だそうだ。たばこに厳しいのは賛成だが、すべてが規則、規則で縛られているような気がした。デモは禁止。五人以上の集会も禁止。ここまでくると、とっても息苦しくなってくる。

タイの政治的な混乱の真っ最中で、大通りは集会やデモがあって通れなかった。迂回しますなどの説明があったが、その混乱の内容はよく理解できず、背景に民主主義の未熟さを感じた。

このように、日本だけでなく、どこの国でも「息苦しさ」を感じた。この息苦しさは、ひょっとしたら日本の政治のありようだけではなく、世界経済のグローバル化の影響もあるのかもしれない。「いのち＝人間」の価値より「お金」の価値が大事にされる世の中、それを息苦しさと感じるのかもしれない。今回の旅行を経験して「もう少し、日本の国を住みやすくして、息苦しさを解消するしかないかな」と感じた。

（二〇一四年一月）

ベトナムという国

二〇一五年四月二九日から五月四日まで、機内泊一泊を含む五泊六日の予定でベトナムのハノイに行ってきた。僕の学生時代はベトナム戦争の真っただ中で、世界中でベトナム戦争反対の運動があった。僕自身も、高校二年の時にベトナム戦争に関する講演を聞いたことが人生に大きな影響を与えた。僕だけではない。パリにいる僕の友人のご主人も、フランスでベトナム戦争反対の運動に加わっていた。韓国の友人も同じだ。世界中の若者が、ベトナムの人たちを支援した。僕にとってベトナムは青春そのものだった。そして、「We Shall Overcome」という共通の音楽で連帯を確かめあった。

妻と二人でハノイに到着した翌日四月三〇日は、ちょうど南ベトナム解放四〇周年の日だった。ホーチミン市（旧サイゴン）では、盛大な式典があったようだ。ハノイの街中に四〇周年を記念する旗がひらめいていた。そんな記念すべき日にハノイにいることができたのも、何かの因縁かもしれない。

僕にとってのベトナムは、南ベトナムの戦場であったり、ハノイへの爆撃であったりする。当時の写真が記憶の中に残っているが、それは四〇年以上も前のことであり、もちろんハノイはとっても平和な街だった。道路には車や多くのバイクが行き交い、道路脇には大きな街路樹が生い茂り、朝・昼・夜には、人々が歩道まであふれて食事をしている。そして、市場には新鮮な野菜や果物、肉が売られ、買い物客で混雑しており、ベトナム戦争の傷跡は見えなかった。

でも、公園で僕と同じくらいの年齢の人が、足を引きずって歩いていた。飛行機では、障害を持っているために優先搭乗に並ぶ人たちが多い。理由は定かではないが、ベトナム戦争で傷ついた人々ではないかと想像した。ハロン湾に行く途中の休憩所で、刺繍工場を見学した。ここはベトナム戦争での孤児や枯葉剤の被害者たちを救済する工場だそうだ。ベトナム社会の底には、ベトナム戦争の傷跡がまだまだ残っているに違いない。

ベトナム戦争だけではない。ベトナムは、戦後フランスからの独立、ベトナム戦争、

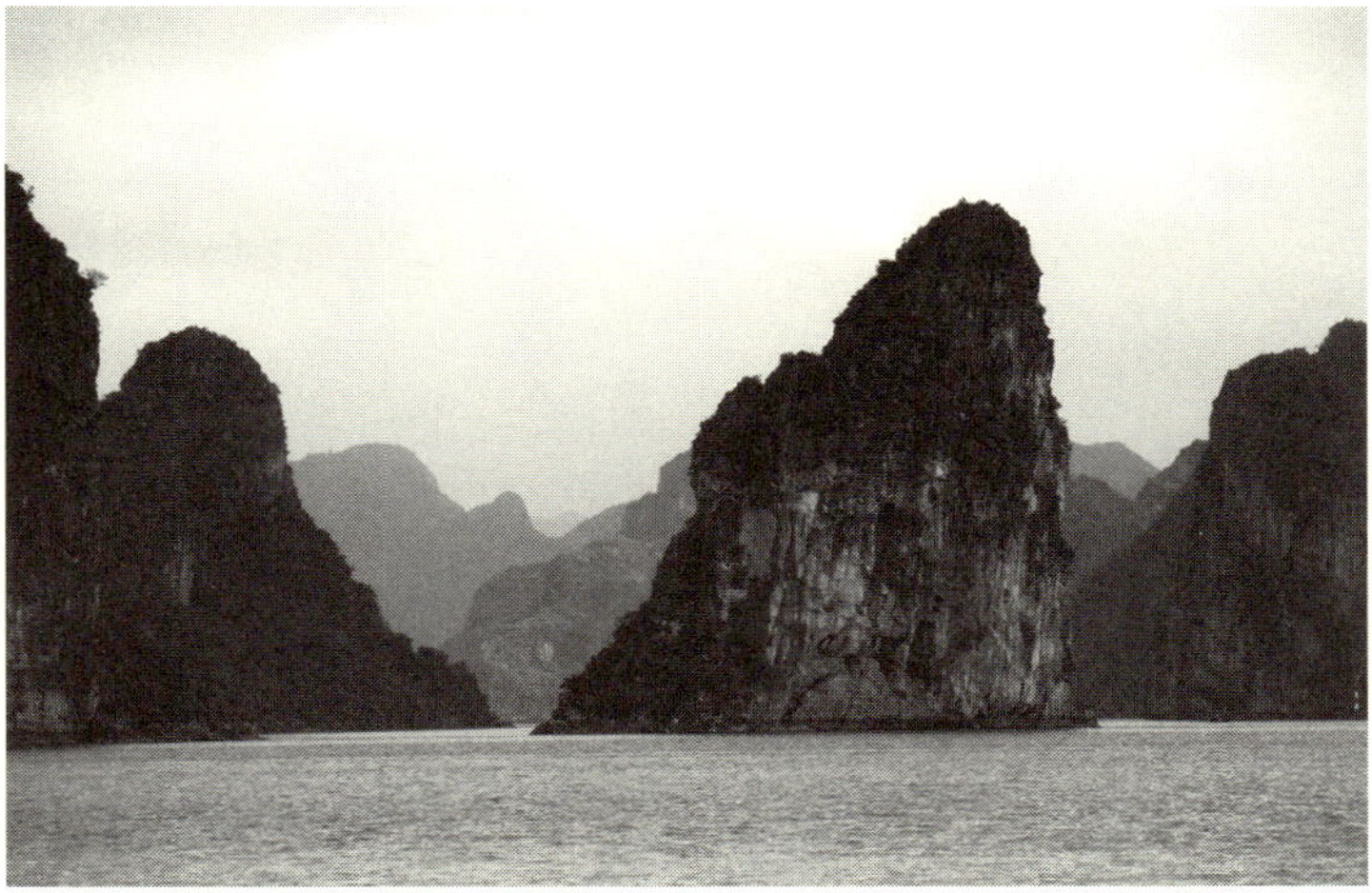
ハロン湾

そしてその後のカンボジアや中国との戦争と、四〇年以上も戦争を強いられてきた。もし戦争がなかったら、ベトナムは日本と同じように経済的に発展した国になっていたのではないかと思う。それにしても、ベトナムの人たちは勇敢である。フランス、アメリカ、中国という大国との戦いに勝利してきた。それだからこそ、自由と独立の大切さを身をもって知っている。

ベトナムは日本とよく似た国だ。昔から中国の影響を強く受けている。ベトナムにも元寇があったそうだ。その時、龍の親子が降り立ち、口から火を吹いて敵を打ち破ったという。なんだか日本のカミカゼと似ている。国土が南北に細長いところも同じだ。ただ、陸続き故に周辺国の影響を強く受けた。

ベトナムは米文化の国だ。そういう点でも日本人の味覚と共通しているように思えた。僕は、フォーとバインミーと生春巻きだけでベトナムで生きていけそうだ。その他の食事も美味しかった。他の東南アジアの国々と違って香辛料が強くない。

僕は、記憶にある四〇年以上前のベトナム戦争当時と同じように、今日のベトナムも大好きになった。

（二〇一五年四月）

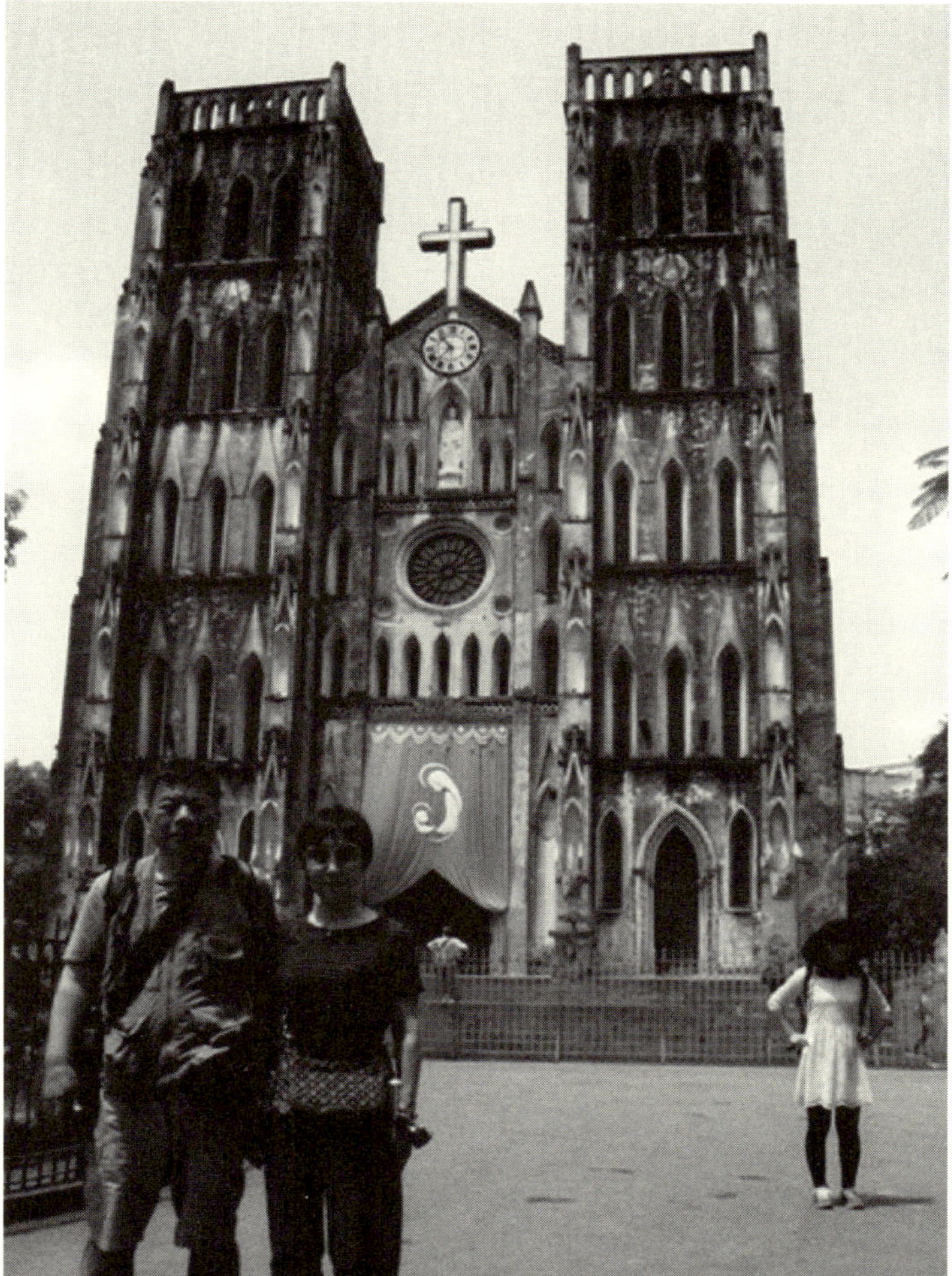

ハノイ大教会

「ほほえみの国」と「悲しみの国」

二〇一四年一月にタイのバンコクの王宮を観光した時、王宮の中にアンコール・ワットのミニチュアが置かれていたのが記憶に残っている。昔、シャム王国の下にクメール王国があった時代に、ラマ四世がアンコール・ワットを訪れ、その素晴らしさに感動して模型の建設を命じたということらしい。その後、タイのアユタヤの遺跡を訪れた時は、首なしの仏像が並んでいる光景に不気味さを感じた。その昔、シャム王国とクメール王国のいくさがあり、クメール国が破壊したものと説明された。憎しみだけで、仏教国であるクメールが仏像を破壊するものだろうか。

二〇一六年一月四日から四日間、アンコール遺跡をめぐるツアーに参加した。アンコール遺跡とは、アンコール・ワットやアンコール・トムだけではなく、アンコール王朝の遺跡全体をいい、カンボジア各地にアンコール遺跡が残されている。アンコール遺跡にも首から上がない仏像がたくさんあり、どうもいくさによるものではなさそ

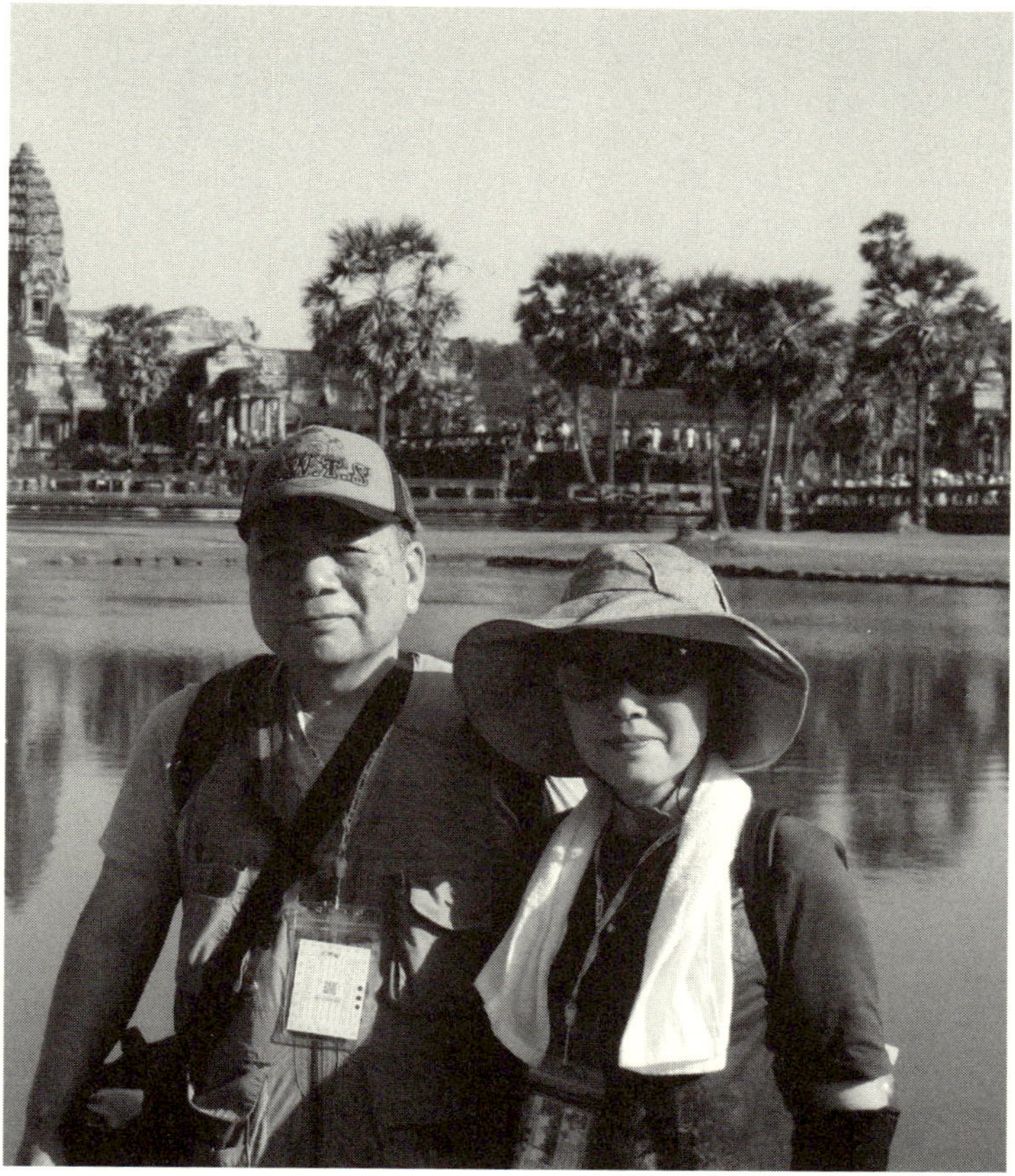

アンコール・ワットにて

うだ。お互いの国民がより憎みあう方法として、このようなデマゴギーがよく使われる。

宿泊したシェムリアップ（Siem Reap）のシェムはシャムのことであり、「シャム人敗戦の地」という意味だそうだ。やはり、カンボジアにも隣国タイとのいくさの歴史が残っている。

僕たちのガイドさんは、三〇代の有能な女性だった。彼女に聞いてみた。「今のカンボジアはどこの隣国が好きなのかな？」と。彼女は「タイやベトナムはあまり好きじゃない。ラオスかな」と答えた。ラオス？ そういえば、カンボジアの北東の方はラオスとの国境だ。そして彼女は「日本は、どこの隣国が好きなの？」と僕に聞いてきた。「僕は韓国人も中国人も好きだけど、国としては難しい問題を抱えている」と答えた。日本は島国で海という大きな「濠」があったけど、陸続きのカンボジアは、長い間、タイとベトナムとの「闘い」の歴史を持っている。

東西にかかわらず、いにしえの巨大な遺跡は当時の権力の富の象徴だ。アンコール王朝は、九世紀〜一五世紀にかけて華麗なる繁栄を極めた。アンコール・トムの観音菩薩に象徴されるような「ほほえみの国」だ。最盛期の一二～一三世紀には、現在のラオスやタイ中部、ベトナム南部に至る広大な領土を支配していたと言われている。一〇〇〇年前に、このような巨大な遺跡を築いたアンコール王朝の富の源泉は農業だった。王朝は、乾季と雨季がはっきりした年間降雨量が一五〇〇ミリ前後の乾燥した土地を、バライとよばれる貯水池を整備して灌漑し豊かな農地に作り上げた。当時は一年に四回もコメ作が可能だったという。そして遺跡のレリーフに描かれているように、トンレサップ湖からは豊かな恵みがもたらされた。

しかし、カンボジアの水路には泥土を含んだ水が流れるため、常に水路の保全が必要だった。隣国とのいくさが続くと、水路に泥水が堆積して水路の用をなさなくなってしまう。いくさによって、クメールの土地は再び不毛の土地になってしまった。現在では、稲作は雨季の間にしか行われていない。

加えて、カンボジアは内戦の悲劇があった。一九七五年から約四年間続いたポル・ポト政権は、極端な原始共産制の実現をめざし、官僚・教員や医師などの知識人、軍人たちを殺害した。現在も国際司法裁判所で裁判が継続されており、その犠牲者の数は未だに明らかにされていないが、一〇〇～一七〇万人とも言われている。まさに「悲しみの国」である。

ガイドさんの話では、ポル・ポト政権時代には、改めて自分の経歴を書かされて、知識人である教師や医師や軍人などはその一家が連れ去られ、帰ってこなかったという。アンコール遺跡の修復の技術者も殺されて、遺跡の修復が中断した。「アプサラ」という宮廷舞踊のダンサーも殺された。内戦が終わって平和になったカンボジアの発展を支える知識人が不足している。このことが、ベトナムやタイなどの近隣国と違って、カンボジアの最大の不幸である。

でも、訪問した先々で素敵な笑顔の子どもたちに出会った。海外からの支援で学校が整備され、子どもたちが学んでいる。この子どもたちが大きくなった頃、「ほほえみの国」カンボジアがきっと復活するだろう。

（二〇一六年一月）

スーツケース災難

「ところ変われば」とは、海外に行くとよく感じることである。それぞれの国の文化や習慣、国民性の違いに驚かされる。二一回ＩＰＰＮＷ（核戦争防止国際医師会議）大会に参加するために、二〇一四年八月、カザフスタンの首都アスタナ（現在のヌルスルタン）に行ってきた。

最初、ヨーロッパ経由での旅程を提案された。十数時間かけてヨーロッパに飛び、そして六時間ほどかけて戻る。そんな馬鹿なことはないだろうと思ってネット検索すると、韓国のインチョンや北京経由でアスタナに行く便があった。そこで日本各地からインチョンに集合して、カザフスタンのアルマトイに飛び、そこからアスタナに向かうことにした。旅行会社がどうしてこの単純なルートを勧めなかったのか、それにはそれなりの理由があった。

まずアスタナに着いて、グループの一人のスーツケースが出てこないので、空港のスタッフに聞けども英語が通じない。バッゲージクレームで聞いてみると、まだインチョンにあるとわかり、翌日届いた。この時は「こういうトラブルは聞いたことがあるね」と話をしていたが、これは序の口だった。

後発隊が大会当日の早朝に着き、直接会場にやってきて、スーツケースだけ添乗員がホテルに届けた。夕方ホテルに戻ると、普通は部屋に運んでおいてくれるスーツケースが部屋になく、一時預かりにもないという。探し回ったら、一つの部屋に全部が重ねて置いてあったが、このことをホテルのフロントは知らなかった。

僕たちはワークショップを行うための通訳機や資料を大きなスーツケースに入れて持っていった。時間があったので、受付の妙齢の女性に、「ちょっと預かって欲しい」とお願いした。彼女はニコニコして、受付の横に置いておくように指示した。しばらくすると僕たちの事務局員が血相を変えて飛んできた。「スーツケースがなくなった」と。

先ほどの受付の女性に聞いてもわからない。誰に聞いてもわからない。探しに探し回って、このスーツケースが警備員の部屋にあることが判明した。「爆発物ではない

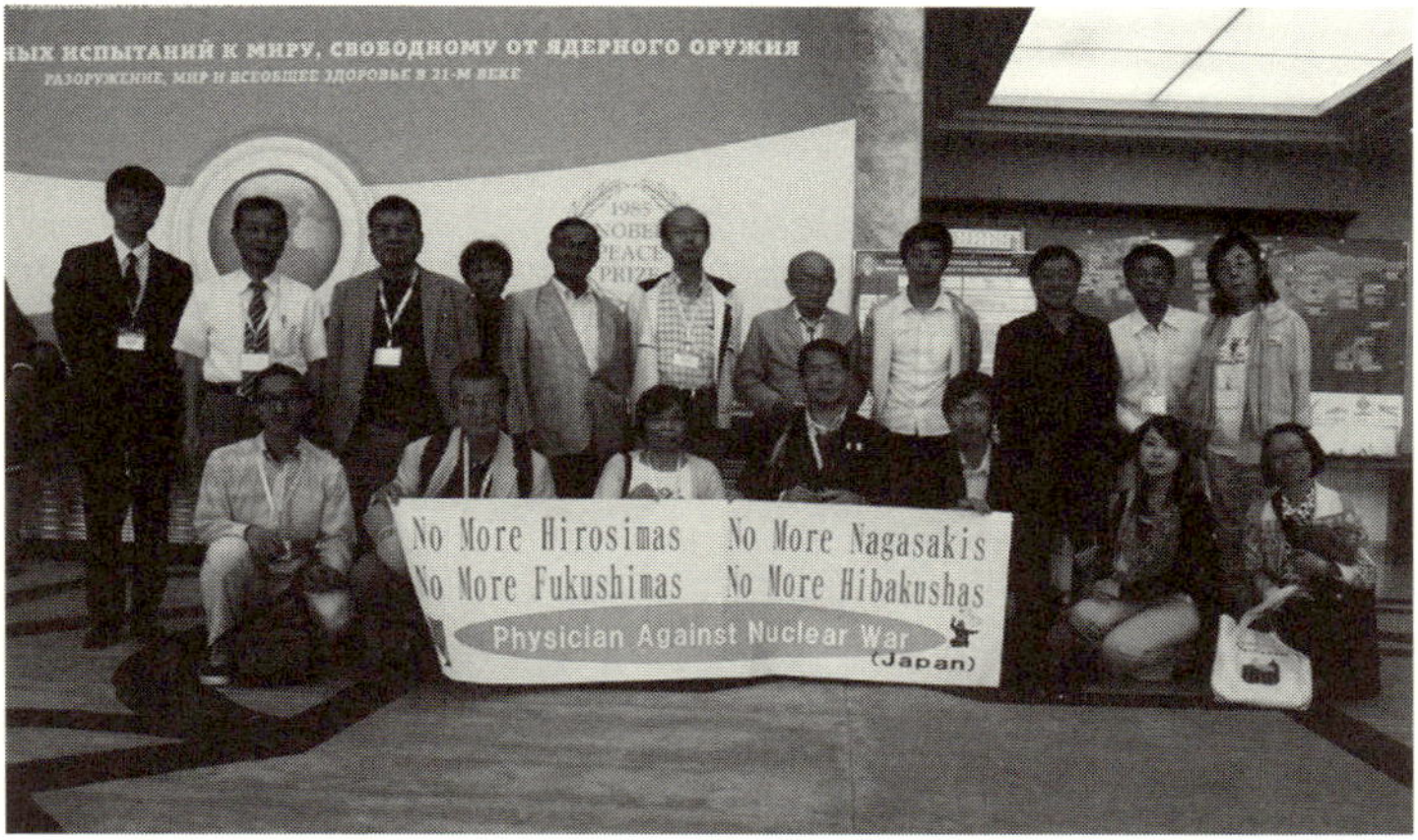
НЫХ ИСПЫТАНИЙ К МИРУ, СВОБОДНОМУ ОТ ЯДЕРНОГО ОРУЖИЯ
РАЗОРУЖЕНИЕ, МИР И ВСЕОБЩЕЕ ЗДОРОВЬЕ В 21-М ВЕКЕ
No More Hirosimas
No More Nagasakis
No More Fukushimas
No More Hibakushas
Physician Against Nuclear War
(Japan)

カザフスタンの首都アスタナにて

かと思って撤去した」という。返して欲しいと言うと、「爆発物かもしれないので、自分で一度開けてみろ」と指示された。

ディナーパーティがあったのでクロークに荷物を預けようと思ったが、引換券はくれない。これではとても預けようという気にはならない。

帰りも現地の航空会社のエア・アスタナで、アルマトイ経由でインチョンに向かった。アルマトイでもう一つのグループが追っかけてきた。インチョンでトランスファーされるはずのスーツケースがアルマトイで出てきていると。この知らせで、二つのスーツケースがアルマトイで足止めされずにすんだ。

「今回はスーツケース災難だったね」なんて話していたら、出発便の案内がなかなかない。結局、機材の都合で三時間以上待たされたあげく、小松空港のような待合室で一晩明かすはめになってしまった。

まあ、無事帰れたことを喜ぶべきなのかもしれない。

（二〇一四年八月）

七三一ツアーに参加して

二〇一六年五月三日から七日までの四泊五日の日程で「七三一日本軍細菌戦部隊などの戦争遺跡を巡る旅」に参加し、ハルピン、瀋陽を訪問した。七三一部隊については、僕の恩師である莇《あざみ》昭三先生からよく聞かされていたし、僕自身も、「戦争と医療」の話をする中で、七三一部隊のことを取り上げていた。今回、ぜひ自分の目でその事実を確かめたいと思ったのが、このツアーに参加を申し込んだ最大の理由の一つである。

僕が学生時代に病理の講義を受けた石川太刀雄丸《たちおまる》教授は、七三一部隊で重要な役割を果たした医師だった。僕はあまり勉強をした方ではなかったが、石川教授のＣＰＣ（臨床病理検討会）の講義は記憶に残るものだった。彼は退官してすぐに亡くなったのだが、退官前も、体調がすぐれなかったにもかかわらず、予定の時間をはるかに延長して気迫あふれる講義を行った。教壇の上に見る晩年の彼の姿からは、彼が七三一部隊で非人道的な行為を行ったとはとても想像できなかった。

彼自身の行為は決して許すことはできない。ただ、自分が似た立場に置かれた時、世の中の圧力に抗することができるかどうか、果たして自信がない。抗することができないのであれば、そういう時代になることを極力拒否していくこと、戦争への道を拒否し、平和な日本を守ること、そのために力を尽くすこと、それならば今の自分にできるだろう。そして、仮にそういう時代になったとしても、拒否していけるだけの強い倫理性をつちかうことも大切だと感じた。

この「七三一ツアー」の旅行中、「謝罪」という言葉について考えさせられた。七三一部隊跡には「謝罪と不戦平和の誓い」の碑が建っていた。そういえば、もう二〇年ほど前に韓国を訪問した時も、同じような思いをしたことがある。

G7サミットでアメリカのオバマ大統領が広島を訪問すると報道された時、日本国内で、アメリカの原爆投下に対して「謝罪」を要求するかどうかが話題になった。多くの日本国民は、「謝罪」という過去に目を向けるのではなく、平和・友好という「未来」に目を向けるべきだと主張した。それが、あたかも中国や韓国が日本の侵略行為

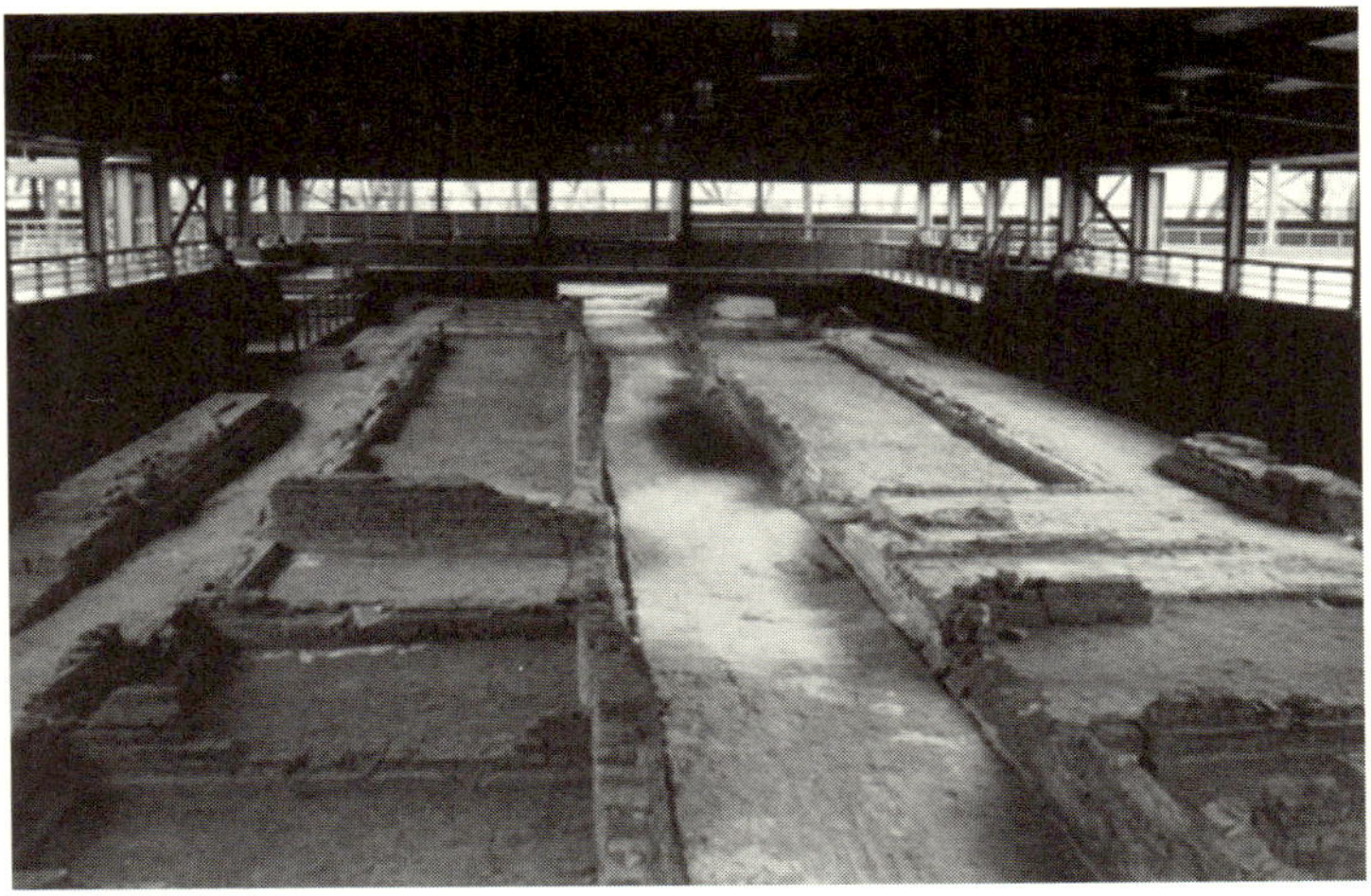

731 部隊跡

に対して今も「謝罪」を要求しているのと対比され、強調されたきらいもある。

確かに未来に向けた平和・友好関係は大切である。しかし僕は、広島のある平和活動家の言葉に、また考えさせられた。彼女は「私は、戦後七〇年間、広島の原爆によっていのちを奪われた被爆者の声を背負って生きているのです。とても、彼、彼女たちに『謝罪はいらない』っていうことはできない。アメリカの大統領に、心から謝罪を要求したい」と発言した。

広島の平和公園の慰霊碑には「安らかに眠って下さい 過ちは 繰返しませぬから」という言葉が刻まれている。被爆者たちの一番の願いは、自分たちと同じような苦しみを二度と繰り返して欲しくない、核兵器という非人道的な兵器をなくして欲しいということだ。だからこそ「過ちは　繰返しませぬから」と誓う。オバマ大統領に、原爆の被害の悲惨な実相にふれ、「自分の生きているうちに、核兵器がなくなるように努力したい」というスピーチを期待していたのだがかなわなかった。

最も大切なことは、「事実」や「歴史」の共有であり、悲惨な歴史を繰り返してはいけないという決意ではないかと思う。日本の政治家たちは、「何が起こったのかということは、将来の歴史家の判断に任せたい」と発言する。これほど無責任な発言はないだろう。日本の政治家として、あの侵略の時代にどんなことがあったのかという歴史的事実を自ら積極的に認識する責務がある。中国では、七三一部隊跡をはじめとする旧満州での日本の侵略の遺跡を世界記憶遺産に、という運動がある。南京事件の世界記憶遺産への登録の時、日本国政府はユネスコに抗議し、ユネスコへの分担金問題にも言及した。日本の中国侵略の時にどういう事実があったのか。歴史の事実を明らかにすることは、決して自虐的なことではない。まさに勇気そのものであり、それこそが甚大な被害を与えた国民への「謝罪」ではないだろうか。戦後七〇年を過ぎた今日、その事実を語れる人々は少なくなってきている。

それは日本の軍国主義だけの問題ではなく、戦争という「非人道的」な行為に対する告発でもある。戦争は、「人権」「自由」「幸福」という人間としての最も上位にある大切なものを破壊する。人間社会の中で、最も尊ばなければならないものは何か。中国や韓国の人たちと、じっくりと話し合ってみたいものである。

（二〇一六年五月）

「問題ない」と「大丈夫」

二〇一八年一月一二日から二三日まで、阪急交通社が主催する「南米世界遺産紀行一二日間」のツアー旅行に参加してきた。参加者は一五人で、参加者の年齢の和はちょうど一〇〇〇歳、平均六六・六歳のシニアのグループだった。最高年齢が八三歳で、多くは七〇歳前後。このシニアの世代が一日半かけて「地の果て」のペルーまで行き、海岸に近いリマから標高三四〇〇メートルのクスコ、さらにはそれ以上の高地を走り、加えて熱帯気候から砂漠気候、そしてとっても乾燥した地域から湿度一〇〇パーセントの地域まで一週間近く移動するのだから、身体に負担がないわけはない。

もちろん日本から添乗員が一緒だった。もうこうなると、添乗員はツアーの「お世話係」というよりは、まさに隊長でありリーダーだ。リーダーの良し悪しによって、旅行の楽しさが違うように思う。以前、同じ旅行社のインドネシア一周のツアーに参加したことがある。このツアーの添乗員もとっても力量がある方だったが、ほとんど

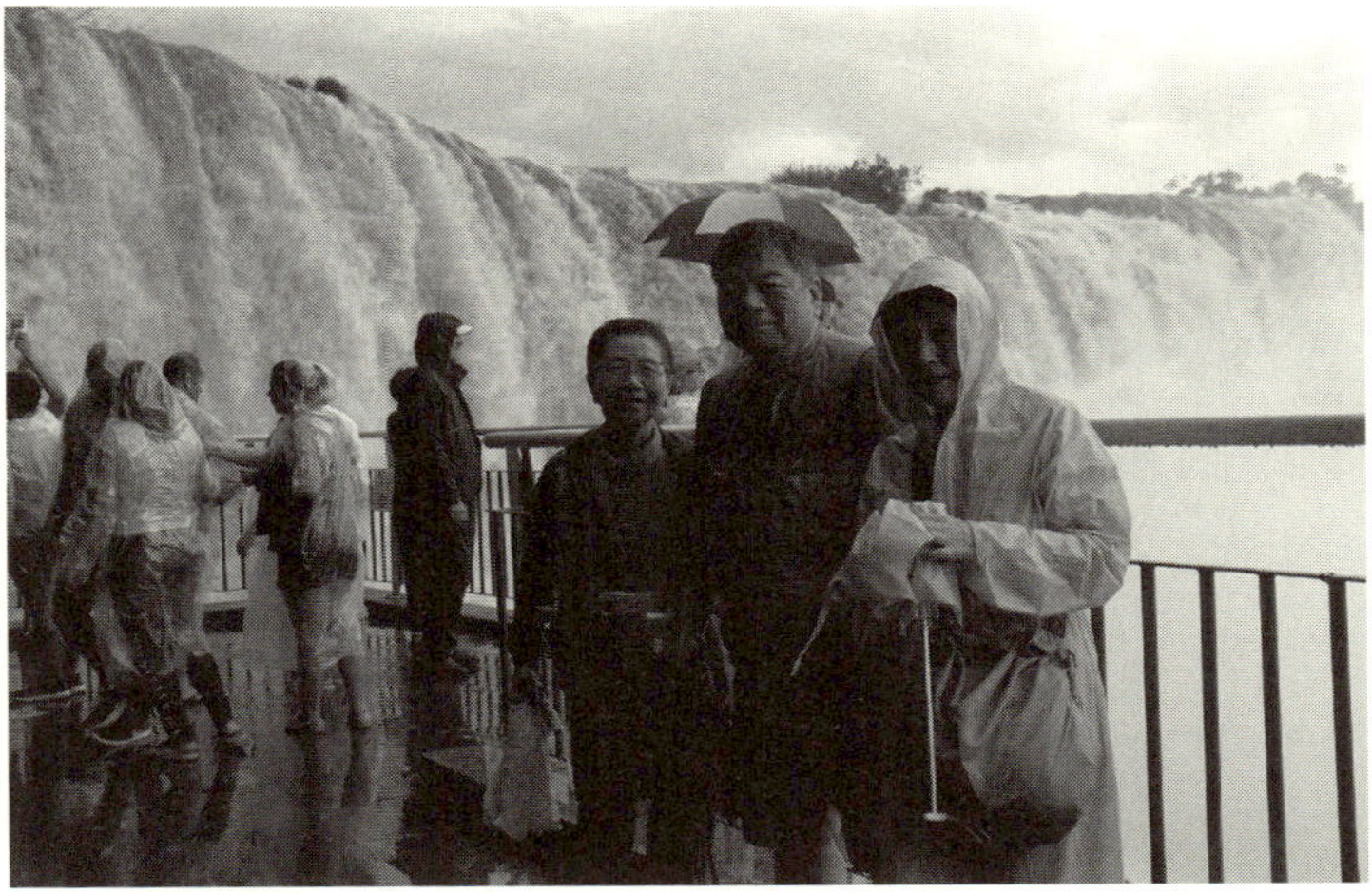
イグアスの滝にて

団体行動で自由がなかったために、わがままな僕はタイのバンコクでお土産を買うためにしばらく自由行動をしたいと添乗員にお願いした。ツアー旅行であり、トラブルがあると個人行動は参加者全体に迷惑をかけるので、添乗員はなかなか「うん」と言わない。どうしてもというなら「離脱申請」を出してもらわなければならないということだった。僕も感情的なやり取りになってしまったが、後から考えれば僕のわがまま以外の何物でもなかった。でも、このようなわがままなツアー参加者をうまくコントロールしていくのも、添乗員のスキルだろう。

今回の添乗員は最高の添乗員だった。彼女は、若い時に標高六〇〇〇メートルの山を登るほどの登山家だったそうだ。今回のツアーは登山とは比較にならないまでも、登山に似ているように思えた。いろんな困難がある中で、それぞれの隊員に目配りをし、体調をみながら山を登っていく。何かアクシデントがあれば的確に判断して処理をする。僕自身も組織のトップとして仕事をしたことはあるが、トップが身に付けるべきスキルという点でとっても参考になった。

添乗員とともに、それぞれの地域では現地のガイドがついた。南米は、日本からの移民も多く、その末裔であることが多い。でも三世、四世の時代になると日常的に日本語を使う機会がなくなり、ちょっと怪しい日本語も出てくる。よく「問題ない」という表現があった。問題ないというのは、英語のノープロブレム（no problem）の意味だろう。ちょっとおかしい日本語で「問題ない」なんて言われると、よけい心配になってくる。でも僕たちの添乗員はにこやかに「大丈夫ですよ」と語ってくれた。「問題がない」という否定語と「大丈夫」という肯定語は同じ意味だろうが、受け取る印象がずいぶん違うものだ。

また、今回のツアーは、飛行機に四往復乗って、かつセスナとヘリコプターに乗るという旅行だった。入国もアメリカ、ペルー、ブラジル、アルゼンチンの四ヶ国にわたった。そのたびにいろんな書類が必要で、それが渡される。きちっと保管しているつもりだが、時々どこに入れたか分からなくなる。そういう時「ちゃんと探してくださいね」と言われるのと、「ちゃんとあります。慌てずに探してください」と言われるのでは、受ける印象がずいぶん違ってくる。この添乗員は、常に後者の言葉で語ってくれた。

合計年齢一〇〇〇歳のシニアグループも、風邪や乗り物酔いや高山病などの軽いトラブルはありながらも、なんとかニューヨークのＪＦＫ空港までたどり着いた。南米からの飛行機はターミナル8という所に着く。日本行きはターミナル7から出るので、電車で移動しなければならない。電車に乗った時に、メンバーの一人が意識もうろうとなり、ふらふらし始めた。添乗員は彼の異常に気づくと、いったん電車を降りてホームで様子をみることにした。あまり状態が改善しないので、添乗員は調子が悪くなった参加者に付き添うことになり、残りのメンバーでターミナル7まで移動することになった。ターミナル7までは一駅だったが、運悪く時計回りの電車が動いておらず、反対回りの電車に乗って、反時計回りに行かなければならなかった。すべての電車がぐるぐる回っていると判断して電車に乗ったのはよいけれど、どうも行先が違うようで、ニューヨークの街中のジャマイカ駅行きの電車に乗ってしまった。しかし、隊長が不在でも隊員の団結がすごい。次の駅で降りて反対側の電車に乗り、なんとかターミナル7にたどり着いた。

結局、調子を悪くした方は病院に行くことになり、添乗員も彼に付き添ったので、ニューヨークからは添乗員なしで日本に帰ってきた。今回の旅行、どこか登山隊に似ていて、登頂してきたという達成感が残っている。

（二〇一八年一月）

歯が丈夫じゃないと生きていけない国

二〇一八年九月にモンゴルのウランバートルでＩＰＰＮＷ（核戦争防止国際医師会議）北アジア会議があり参加してきた。前回の二〇〇七年に続いて二回目だ。

モンゴルは南の方がゴビ砂漠で、北の方は一〇〇〇～一五〇〇メートルほどのモンゴル高原という草原が広がり、ウランバートルはその高原の中にある。草原には牛、羊、山羊たちが放牧され、ところどころに遊牧民が住むゲルという「テント」がある。遊牧民は、少なくとも年に四回は場所を移動するそうだ。モンゴルの人口約三〇〇万人に対して、六〇〇〇～七〇〇〇万頭の家畜が飼われているという。

モンゴルの人たちの主食は肉で、一人あたり年間一〇〇キロほどの肉を食べる、世界で一〇番目くらいの肉の消費国だそうだ。年間一〇〇キロの数字には赤ちゃんも含まれているので、一日三〇〇グラムほどの消費になるという。

肉の買い方も半端ではないらしい。モンゴルでは秋から冬にかけては氷点下なので、天然の冷凍庫になる。従って、秋には一冬に食べる肉を一度に買って保存しておくそうだ。値段もキログラムあたりで売られるから、日本より一桁違う。時には一頭買いをするらしい。

今回の会議のレセプションでモンゴル料理が出された。もちろん肉が主体だ。モンゴル人は野菜をほとんど食べない。ホテルでのバイキングでも、小さな容器に申し訳程度にサニーレタスや生食用のほうれん草が用意されていただけだ。遊牧民は、馬乳酒やチーズ製品をよく食べるのでビタミンなどの補給は十分だという。それでも最近は葉物のサラダを食べるようになった。多くは中国からの輸入だったが、安全性の問題から国内での生産も始まり、ハウス栽培が増えてきた。モンゴルは雨が少なく、水と温度の管理さえすれば、野菜も十分生産できるそうだ。

僕は肉が大好きで、レセプションでお皿にいっぱいの肉をいただいた。その時は虫歯の治療中で、右の奥歯に仮のかぶせをしてあったのを忘れていた。固い肉を噛んでいるうちに右の奥歯が痛くなってきた。それでもなんとか五回ほど噛んだけど、この程度で噛み切れる肉ではない。痛みに我慢できなくて飲み込んでしまった。僕の辞書

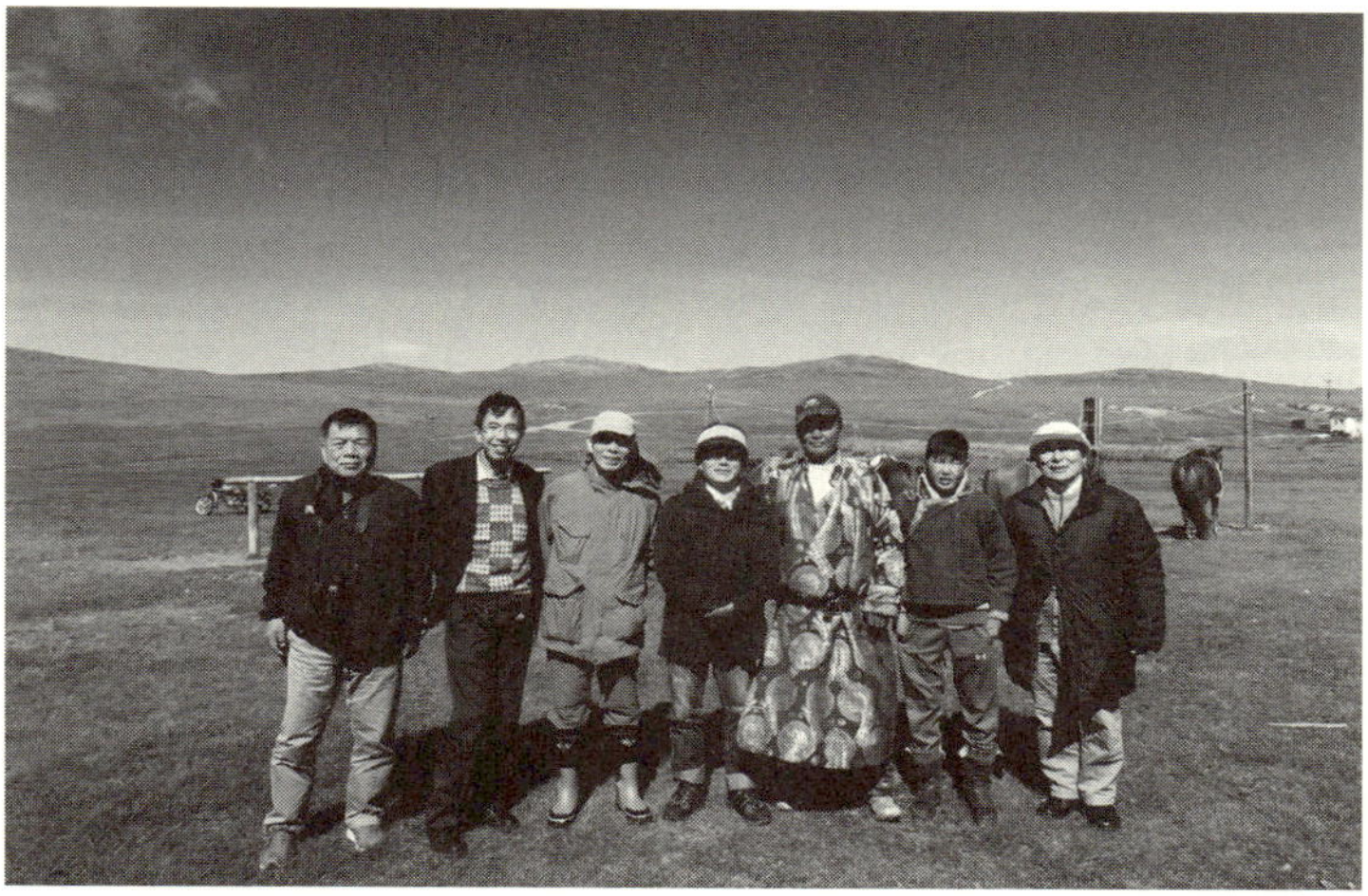
モンゴルの草原で

には「残す」という文字がないので、頑張って噛み、飲み込み続けた。胃袋も驚いたことだろう。ほとんど噛まれていない肉がどんどん送り込まれてくる。胃の蠕動《ぜんどう》と胃液だけでは十分消化しきれない。モンゴル滞在中、胃のもたれ感がずーっと続いたのは言うまでもない。

（二〇一八年九月）

豊かさが人類を滅ぼす

四〇年ほど前、職場で英会話教室が開かれていた時期があった。ある日、講師のマレーシア人が「地球の将来において一番問題になるのは何か」と僕に尋ねた。僕は「核兵器だ」と答えたが、彼は「人口増加による食料問題だ」と言った。

二〇一九年の一月から二月にかけての一〇日間、阪急交通社が主催する「大自然ニュージーランド一〇日間の旅」に参加してきた。確かにニュージーランドは大自然にあふれていた。氷河湖はエメラルド色の水をたたえ、マウントクック国立公園の山々と氷河をセスナ機から見た光景は雄大だったし、ミルフォードサウンドのフィヨルドは真っ青な空とそそり立つ岩肌、そして注ぎ落ちる幾つもの滝、入江はどこを撮っても写真集にふさわしいものだった。さらに、どこまでも続く一面の草原には羊、牛、馬、山羊が群れていた。

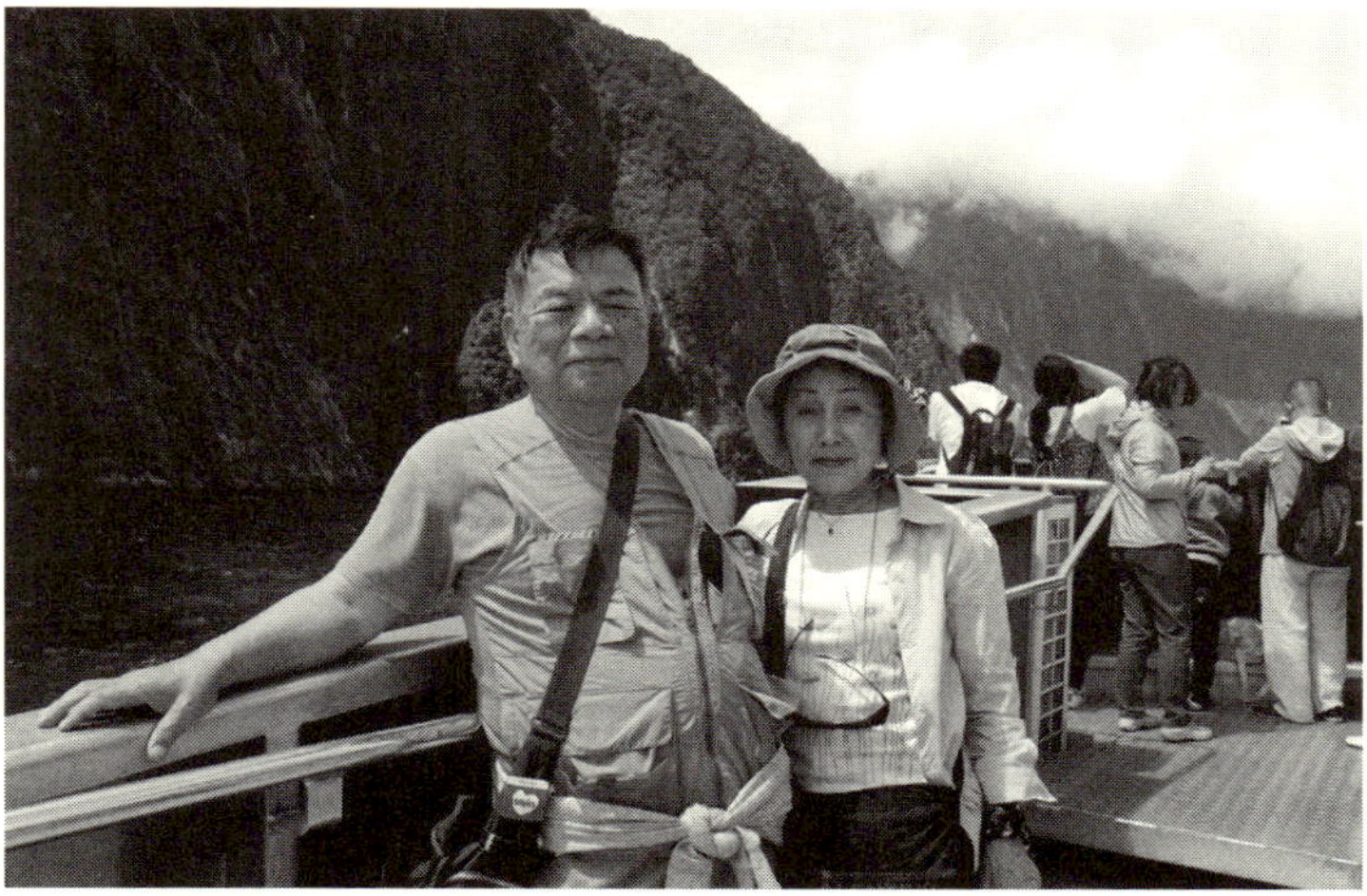

ミルフォードサウンドで

僕たちは南島と北島をバスで走り回った。所々に町があり、その周辺にはどこまでも続く牧草地がある。西側に行くと山が見えてくるけれど、日本のような木々が豊かな森林ではなく、山肌の極限まで牧場になっていて、さらに高地になると森林極限地帯となって、岩山となる。その向こうにはさらに高い山並みが続き、頂上は氷河に覆われている。

ニュージーランドは昔から牧草地帯だったわけではない。北島のロトルア湖の近くのレインボースプリングスには一〇〇メートルにも達するレッドウッドという木があった。マオリ族の時代にはこのような巨木がニュージーランドの平地を覆っていたという。そしてその森には、ダチョウに似た飛べない鳥モアが生息していたし、現在絶滅の危機に瀕しているキーウィがそこかしこを走り回っていた。かつては八五パーセントが森林だったけど、今はたったの二三パーセントしかなく、そのほとんどが国立公園として保護されている地域だという。一八世紀にイギリスから移民がやってきて、マオリの土地を奪い取って森林を開拓し、一面の牧草地帯にしてしまった。現在、ニュージーランドの三九パーセントが牧草地だそうだ。

ニュージーランドの牛の飼育頭数は一〇〇〇万頭で、牛肉の生産量は年間二七万トン、そのうち一七万トンが輸出されている。羊の飼育頭数は三〇〇〇万頭で世界一三位にランキングされ、羊肉の生産は五六万トンと世界で三番目だが、そのうち三八万トンを輸出し世界一の羊肉輸出国になっている。つまり、ニュージーランドは世界の食肉の主要な輸出国であり、ニュージーランドの輸出の中で酪農製品が二五・一パーセント、肉類が一一・二パーセントを占めている。ニュージーランドは国内で消費するよりも輸出目的に畜産を行っていて、主な輸出先は中国だ。中国は一億六〇〇〇万頭という世界一の羊を飼育しながら、世界で最大の羊肉輸入国である。

地球の温暖化が問題になっているが、産業の発展による化石燃料の消費と森林の伐採がその主な原因と考えられている。地球上の二酸化炭素の濃度は、産業革命以前と比べて四〇パーセント増加しているそうだ。ニュージーランドのどこまでも続く牧草地を見て、冒頭に述べたマレーシア人が僕に話した「人口の増加による食料問題」を思い出した。ニュージーランドは工業国ではないけど、世界の畜産国にならんとして森林を伐採して牧草地にして、地球の二酸化炭素の増加に貢献している。

ニュージーランドの食肉は、増え続ける世界の人口を養っている。一八〇〇年の世界の人口は一〇億人で、一九〇〇年に一八億人、二〇〇〇年に六〇億人を超え、二〇五〇年には九七億人になると予想されている。一八〇〇年に比べると現在でも七倍の人口増加だ。七倍の人口増加は、同じレベルの生活を営むとして少なくとも七倍の住宅地が必要であり、少なくとも七倍の食料が必要になる。僕たちが子どもの頃は肉類の流通はほとんどなく、卵を産まなくなった鶏をつぶして食べる程度だった。それが冷凍や冷蔵技術の進歩、流通の発展によって、今では世界中で生産された食料を食べることができるようになった。子どもの頃はお米中心の食事だったけど、時代とともに米の消費が減って、肉類を摂取するようになった。牛肉を生産するためにはその一〇倍ほどの穀物が必要だとされている。つまり、穀物を食べていた時には穀物そのものを食べればよかったが、肉類を食べるようになって穀物が一〇倍必要になった。かつては欧米人など経済が発展した国々の人たちだけの食べ物であった肉類が、世界の多くの人たちが食べるようになると一気に需要が増加し、それとともに飼料としての穀物の需要も高まった。その結果、森林が伐採され、農地にされていった。

地球温暖化は工業国だけの問題ではない。農業国であるニュージーランドは牧草地にするために森林を破壊した。それだけではない。ニュージーランドでは、国内から排出されるメタンガスの約四五パーセントが羊と牛のゲップから出ているという研究結果があるそうだ。このメタンガスは直接牛や羊が出すのではなく、これらの動物の反芻胃に住んでいる微生物がメタンガスを発生させるという。このメタンガスは地球温暖化への影響が二酸化炭素の五〇倍というから無視はできない。

そんなことを考えていくと、地球温暖化の進行を防ぐためには、冷暖房完備の快適な生活や食生活などの見直しが必要な気がしてきた。人口の増加は豊かさの一つであり、人類は豊かになればなるほど、人類の将来を危うくするのではないかと心配になる。

（二〇一九年一月）

おわりに

六〇歳の還暦を迎えた時、僕は人として与えられた最低限の任務を果たした気持ちになった。二〇一九年九月で満七〇歳になった。七〇歳の誕生日を「古希」と呼び、唐の詩人杜甫の「酒債は尋常行く処に有り 人生七十古来稀なり」から由来するものと言われている。なにが起こるか分からない世代に入ったことを意味するのであろう。古希は数えでいうので、正確にいえば僕にとっての古希は、二〇一八年の一年間ということになるが、まあ細かいことはいい。

外来でよく患者さんから「早くお迎えが来て欲しい」と言われる。「お迎え」が来れば抗うことはできないので、素直に従うしかない。僕の七〇歳の基本的な生き方は「やりたいことは今する」でいこうと思っている。明日したいと思っても、明日が来るかどうか分からない。この『続ハラゴンの診療日記』も、僕が生きた証として古希の記念に書き上げた。

これから七七歳の喜寿、八〇歳の傘寿、八八歳の米寿と節目が続く。もし僕が元気で毎日ブログの更新を行い、日々の診療の中で怒りを感じているのであれば、第三弾、第四弾が出版できるかもしれない。その時々を一生懸命生きていきたいと考えている。

初出

「診察室」

二〇一七年五月〜一二月　『石川保険医新聞』に連載。

およびブログ「原家の館」「ハラゴンの日々是好日」から抜粋。

「近くて遠い国」

二〇一三年四月〜八月　『石川保険医新聞』に連載。

「世界の各地を」

『石川保険医新聞』およびブログ「原家の館」「ハラゴンの日々是好日」から抜粋。

【著者紹介】

原　和人（はら・かずと）

1949 年 9 月 29 日、福井県三方町（現若狭町）に生まれる。
1974 年、金沢大学医学部を卒業し、公益社団法人石川勤労者医療協会城北病院に入職。
1992 年、全日本民主医療機関連合会理事、その後 2008 年まで副会長。
2001 年～ 2004 年、城北病院院長。
2005 年～ 2015 年、公益社団法人石川勤労者医療協会理事長。
2012 年より反核医師の会共同代表。

写真●原 和人
装丁●志賀友美

続 ハラゴンの診療日記

2019 年 11 月 22 日　第 1 刷発行

著　者●原 和人
発行人●新沼光太郎
発行所●株式会社いかだ社
〒 102-0072　東京都千代田区飯田橋 2-4-10　加島ビル
Tel.03-3234-5365 Fax.03-3234-5308
E-mail info@ikadasha.jp
ホームページ URL http://www.ikadasha.jp/
振替・00130-2-572993
印刷・製本　モリモト印刷株式会社

乱丁・落丁の場合はお取り換えいたします。

ISBN978-4-87051-518-5